BIBLIOTHÈQUE MÉDICALE

PUBLIÉE SOUS LA DIRECTION

DE MM.

J.-M. CHARCOT
Professeur à la Faculté de médecine
de Paris,
Membre de l'Institut.

G.-M. DEBOVE
Professeur à la Faculté de médecine
de Paris,
Médecin de l'hôpital Andral.

BIBLIOTHÈQUE MÉDICALE
CHARCOT-DEBOVE
VOLUMES PARUS DANS LA COLLECTION

V. Hanot. — La Cirrhose hypertrophique avec ictère chronique.
G.-M. Debove et **Courtois-Suffit.** — Traitement des Pleurésies purulentes.
J. Comby. — Le Rachitisme.
Ch. Talamon. — Appendicite et Pérityphlite.
G.-M. Debove et **Rémond** (de Metz). — Lavage de l'estomac.
J. Seglas. — Des troubles du langage chez les aliénés.
A. Sallard. — Les Amygdalites aigues.
L. Dreyfus Brisac et **I. Bruhl.** — Phtisie aigue.
P. Sollier. — Les troubles de la mémoire.
De Sinety. — De la Stérilité chez la femme et de son traitement.
G.-M. Debove et **J. Renault.** — Ulcère de l'estomac.
G. Daremberg. — Traitement de la phtisie pulmonaire. 2 vol.
Ch. Luzet. — La Chlorose.
E. Mosny. — Broncho-Pneumonie.
A. Mathieu. — Neurasthénie.
N. Gamaleïa. — Les Poisons bactériens.
H. Bourges. — La Diphtérie.
Paul Blocq. — Les Troubles de la marche dans les maladies nerveuses.
P. Yvon. — Notions de pharmacie nécessaires au médecin. 2 vol.
L. Galliard. — Le Pneumothorax.
E. Trouessart. — La Thérapeutique antiseptique.
Juhel-Rénoy. — Traitement de la fièvre typhoïde.
J. Gasser. — Les Causes de la fièvre typhoïde.
G. Patein. — Les Purgatifs.
A. Auvard et **E. Caubet.** — Anesthésie chirurgicale et obstétricale.
L. Catrin. — Le Paludisme chronique.
Labadie-Lagrave. — Pathogénie et traitement des Néphrites et du Mal de Bright.
E. Ozenne. — Les Hémorroïdes.
Pierre Janet. — État mental des hystériques. — Les Stigmates mentaux.
Luc. — Les Névropathies laryngées.
R. du Castel. — Tuberculoses cutanées.
J. Comby. — Les Oreillons.
J. Arnould. — La Désinfection publique.
E. Chambard. — Les Morphinomanes.

POUR PARAITRE PROCHAINEMENT

L. Capitan. — Thérapeutique des maladies infectieuses.
Legrain. — Microscopie clinique.
Pierre Boulloche. — Les Angines a fausses membranes.
Achalme. — Erysipèle.
Richardière. — La Coqueluche.
Barbier. — La Rougeole.
Boulay. — Pneumonie lobaire aigue. 2 vol.
A. Sallard. — Hypertrophie des amygdales.

Chaque volume se vend séparément. Relié : **3 fr. 50.**

LA

DÉSINFECTION PUBLIQUE

PAR

Le Dr JULES ARNOULD

Professeur d'hygiène à la Faculté de médecine de Lille

PARIS

J. RUEFF ET Cie, ÉDITEURS

106, BOULEVARD SAINT-GERMAIN

DÉSINFECTION PUBLIQUE

PRÉLIMINAIRES

La *désinfection* consiste à faire cesser l'*infection*. Elle ne diffère pas essentiellement des pratiques d'*antisepsie*, ou même d'*asepsie*, qui poursuivent aussi l'éloignement ou la destruction de matières infectieuses. Cependant, ces pratiques sont plutôt *préventives*, la désinfection étant *réparatrice*. L'antisepsie se pourvoit contre des agents d'infection qui ne sont point précisés, qui pourraient intervenir, mais n'ont encore point manifesté leur présence ; la désinfection agit après coup, contre des souillures positives, connues, contre les restes d'une infection réalisée. La première vise un danger possible, la seconde un danger probable ou même certain. Il va sans dire que l'une et l'autre se rencontrent souvent en pratique aussi bien qu'en théorie et que leurs procédés sont fréquemment identiques. Il y a, pourtant, des différences de temps et de lieu, des conditions d'application très distinctes.

Au point de vue de l'art, on pourrait dire que l'antisepsie est une méthode chirurgicale, tandis que la désinfection relève de la médecine. Ce sont, en effet, les chirurgiens qui stérilisent préventivement leurs instruments, leurs objets de pansement, qui s'entourent d'antiseptiques et cherchent à opérer dans l'asepsie la plus parfaite, soupçonnant que, dans l'air et les objets qu'il leur faut employer, il existe par avance des germes, d'une certaine banalité à l'ordinaire, mais singulièrement dangereux vis-à-vis des plaies. Les médecins n'ignorent ni ne dédaignent ces germes vulgaires, qu'ils combattent sous le titre de malpropreté ; mais ils luttent surtout contre les principes de maladies infectieuses déterminées; ils les recherchent, pour les détruire, sur tous les objets qui peuvent les avoir reçus d'un malade préalable et par le fait du voisinage de ce malade ; ils protègent, par la désinfection, les individus sains ; le patient, c'est-à-dire celui chez qui l'infection est chose faite, n'ayant plus besoin que de la thérapeutique.

En réalité, la désinfection cherche à empêcher la propagation des maladies contagieuses. Au point de vue où nous nous plaçons dans ce travail, la *désinfection publique* est le moyen capital de la prophylaxie des épidémies.

D'ailleurs, en hygiène comme en chirurgie, on a en vue l'annulation ou même la destruction de germes réels, de ces organismes inférieurs que les travaux de Pasteur, de R. Koch, et de toute la génération de savants issue de ce grand effort, ont démontré être les moteurs des fermentations et de la plupart des maladies qu'on appelait alors *générales*. On les appelle aujourd'hui *maladies infectieuses*. Comme on le verra par les développements, toute la théorie de la désinfection moderne, le choix des agents, la manière de procéder, reposent sur l'idée que les « microbes » sont les véritables agents de l'infection et que leur multiplication dans l'économie animale, ou dans tout autre milieu, constitue l'infection elle-même.

On désinfectait bien avant notre époque. Il n'y a guère plus de vingt ans, la désinfection se proposait d'entraver les phénomènes de la putréfaction, de neutraliser les émanations malodorantes que ce phénomène provoque et les liquides qui en dérivent. Elle traitait particulièrement, en temps d'épidémie, les excrétions humaines, comme nous le faisons encore ; c'est dans ces excrétions que les manifestations redoutées se présentent de la façon la plus aiguë. Elle employait un certain nombre des substances auxquelles l'époque actuelle a reconnu la plus grande efficacité en matière de désinfection. Il ne faudrait pas croire que ce fût là une méthode de pur instinct, un inconscient et heureux hasard. Nos devanciers étaient des observateurs d'une grande puissance qui, à défaut d'autre moyen scientifique, avaient aperçu par quelque côté les dangers que portent avec elles les évacuations intestinales des cholériques et des typhoïsants. Ils n'étaient pas absolument dans l'erreur en attribuant de très nuisibles propriétés aux liquides écoulés des masses organiques en putréfaction, aux gaz mêmes émanés de ces foyers ; nous commençons aujourd'hui à redouter aussi les toxines volatiles ou en dissolution [1], et la propreté n'a pas cessé d'être le premier commandement de l'hygiène.

Mais la désinfection moderne, procédant en connaissance de cause, est devenue très nettement et exclusivement la guerre aux microbes, et c'est à la mesure suivant laquelle ils anéantissent les parasites pathogènes que se jugent l'efficacité et la supériorité des agents et des méthodes de désinfection. Le reste semble devoir être donné par surcroît.

Les plus mortels ennemis de l'homme ne préviennent de leur présence ni par de mauvaises odeurs, ni par d'autres phénomènes physiques d'aspect repoussant. Néanmoins, lorsque le cas se présente, la plupart des agents de désinfection actuellement en hon-

1. Voy. Guéniot, *Du méphitisme de l'air comme cause de septicémie puerpérale* (*Bull. Acad. méd.* 1892, n° 9). — Hervieux (*Ibid.*, n° 10).

neur sont aussi des *désodorisants*. Sans compter qu'en supprimant le microbe, ils tarissent du même coup la source de ses sécrétions toxiques ou fétides. Si, d'ailleurs, ce sont les vibrions eux-mêmes qui sont toxiques, comme le pense Gamaleia[1], rien n'est plus capable d'en transformer les cadavres que les agents désinfectants de notre époque.

Il ne serait pas inexact de dire que la désinfection moderne procède comme si les microbes pathogènes étaient toujours pathogènes et, de leur essence, extérieurs à l'homme. Ç'a été un moment la formule de la science; le progrès de chaque jour commence à l'entamer. Divers microbes, moteurs habituels de maladies des plus graves, peuvent exister sous une forme atténuée et, dans tous les cas, inoffensifs, même dans l'organisme humain. A vrai dire, les points où on les trouve sont encore de ceux qui, selon l'expression de Claude Bernard, « continuent à faire partie du monde extérieur ». Ces points sont le tube digestif et surtout la bouche, la fin de l'intestin grêle et le gros intestin, les voies respiratoires, les organes génito-urinaires, principalement chez la femme, le tégument externe (Charrin). Néanmoins, ce n'est pas un fait à négliger, on le comprend, que le *pneumocoque* de Frænkel persiste dans la salive des sujets guéris de pneumonie; que le bacille pseudo-diphtéritique, parfaitement capable de prendre, dans des conditions favorables, la virulence du diphtéritique vrai, ait été rencontré par Roux et Yersin dans la bouche de 26 enfants sur 59, d'une localité de Normandie où, depuis longtemps, il n'y avait pas eu d'épidémie de diphtérie. Je me suis moi-même, pour bien des cas de fièvre typhoïde, rattaché à la théorie du *microbisme latent*, c'est-à-dire à l'idée que certaines fièvres typhoïdes seraient dues au

1. *Annales de l'Institut Pasteur*, 1888 et 1899. = Voy. aussi : Pfeiffer (R.). *Untersuchungen über das Choleragift* (*Zeitschrift für Hygiene und Infectionskrankheiten*, XI, p. 593, 1892.)

réveil et à la pullulation de germes préexistant chez les individus, et restés jusque-là inoffensifs. Cette doctrine serait définitivement établie si, comme le soutiennent Rodet et G. Roux (de Lyon), le *Bacillus coli communis*, hôte habituel de l'intestin humain, était le véritable moteur de la fièvre typhoïde.

Je ne pense pas moins qu'il faut, à l'occasion des cas déclarés de maladies contagieuses et surtout à l'occasion des épidémies, désinfecter largement, c'est-à-dire poursuivre les microbes pathogènes extérieurement au malade, sur toutes les surfaces et sur tous les objets qui ont pu être accessibles à ses excrétions. En effet, le malade a multiplié étrangement les germes dont il pouvait être porteur au préalable, et cette mutiplicité seule constitue des chances fâcheuses pour l'entourage et pour les visiteurs futurs du local ou pour les personnes qui toucheront aux effets, à la literie du patient. En outre, le fait même qu'il y a eu un malade prouve que ces germes ont acquis un haut degré de virulence, s'ils ne l'avaient pas antérieurement. Ce n'est plus à un bacille atténué, ou vivant en saprophyte, que l'on a affaire, mais à un microbe en pleine activité de végétation et possesseur de ses propriétés les plus accentuées. Le « colibacille » sortant de l'intestin d'un typhoïsant peut bien n'être pas aussi indifférent que celui qui se trouve dans les selles d'un sujet en santé. On sait, au moins, que l'état fébrile lui a donné une extraordinaire vigueur de développement (Bard et Aubert).

Au fond, les microbes n'ont pas toujours une spécificité irrésistible. Ils sont surtout pathogènes par le fait du terrain sur lequel ils tombent [1] et même, la maladie qu'ils déterminent semble dépendre plus du lieu de l'économie qui les reçoit que des pro-

1. Voy. Charrin (A.), *Pathologie générale infectieuse* (*Traité de Médecine*, de Charcot et Bouchard, t. I, 1891).

priétés spécifiques du microbe. Kelsch[1] a de nouveau mis en relief ce fait curieux pour ce qui concerne le bacille d'Eberth, dit *typhique*. Or, aucun de ceux qui auront des rapports avec le malade, qui pénétreront dans sa chambre ou manieront ses effets, ne sait au juste quelles sont ses aptitudes morbides du moment et s'il n'est pas précisément un terrain favorable pour le microbe qui vient de faire ses preuves.

Les raisons pour lesquelles on applique la désinfection à la prophylaxie de la variole et de la scarlatine sont moins nettes que celles qui ont servi de base à la pratique générale. On ne connaît pas exactement la nature du virus des trois grandes fièvres éruptives, *variole, rougeole, scarlatine*[2], les plus contagieuses de toutes les maladies, et c'est par induction qu'on leur poursuit ce microbe à l'aide des désinfectants ordinaires[3].

Ce court travail est essentiellement consacré à la *désinfection publique*. Il peut, cependant, il doit plutôt y avoir une *désinfection privée*. Je ne sais trop si ce n'est pas celle-là que l'hygiène a recommandée d'abord, ne songeant qu'au principe et au besoin général. Il est un assez grand nombre de pratiques simples et excellentes, que le premier venu peut appliquer à sa propre personne ou à toute une famille, en tout

1. Kelsch (A), *Note sur un cas de pleurésie déterminée par le bacille de la fièvre typhoïde* (*Mercredi médical*, 1892, n° 9, p. 97).

2. Charrin *loc. cit.*

3. Si l'on assimile entièrement la variole et la vaccine, les expériences de Sternberg prouvent que les désinfectants suppriment l'activité du virus de cette dernière aussi bien qu'ils détruisent les bactéries de la putréfaction et autres. On pourrait donc en conclure qu'ils agissent de même sur le virus varioleux. Il vaut peut-être mieux s'en référer aux succès qu'obtient la pratique de la désinfection vis-à-vis de la variole même.

temps mais surtout en présence d'une maladie contagieuse réalisée. L'aération de la chambre du malade, l'abstention de la fréquentation des latrines communes par les cholériques et les typhoïsants, le traitement des excrétions par un liquide antiseptique, sont de ces moyens simples qu'il faut vulgariser et dont l'habitude doit s'introduire dans l'éducation populaire. Vallin [1] n'a-t-il pas, récemment, avec infiniment de raison, préconisé, contre la grippe, la diphtérie, la pneumonie, la fièvre typhoïde, la « désinfection de la bouche, » qui ne peut, assurément, qu'être personnelle? Les spécialistes cherchent, pour le moment, des agents chimiques de désinfection qui ne soient pas toxiques ; on en trouvera probablement ; en tout cas, il est assez facile, par la forme des récipients, la couleur du verre, une teinture ajoutée au liquide, une étiquette comminatoire, d'instituer une protection suffisante vis-à-vis des désinfectants destinés à être mis entre les mains de tout le monde. Et puis, la diffusion même des pratiques de désinfection familiarisera le public avec ces agents et rendra les précautions plus complètes et instinctives par suite les accidents moins fréquents.

Sans qu'il soit besoin d'agents chimiques d'aucune sorte, il est une désinfection excellente, très à la portée des particuliers et qui n'est difficile que grâce à la puissance traditionnelle de la routine et de l'incurie. Cette désinfection supérieure consiste à *empêcher l'infection de se produire* dans des objets qui serviront d'intermédiaires entre le malade et les individus sains, spécialement dans des matières alimentaires, lorsqu'il s'agit d'affections dont les routes d'entrée chez l'homme sont les voies digestives. W. Hesse, de Schwarzenberg, a démontré que les germes du choléra et surtout ceux de la fièvre

1. Vallin (E.), *L'antisepsie de la bouche et de la gorge en temps d'épidémie* (*Revue d'Hygiène*, t. XIV, p. 97, 1892).

typhoïde se développent et persistent pendant des semaines sur la plupart des aliments les plus usités, pourvu qu'ils ne soient pas trop acides, le pain, la viande, le bouillon, le lait, le riz, la pomme de terre, les champignons, le fromage, le jambon, le boudin, divers légumes et un certain nombre de préparations culinaires vulgaires [1]. Il est donc tout indiqué de ne jamais laisser séjourner dans la chambre d'un malade des aliments ou des boissons qui peuvent être ensemencés d'un agent infectieux par les poussières stercorales provenant presque inévitablement de la souillure du linge de corps et de la literie. Ces aliments ou boissons, absorbés par des individus sains, peuvent être et sont souvent, en effet, une cause d'infections nouvelles. Voilà une désinfection privée, aussi facile que nécessaire, *pendant la maladie*.

Mais il ne faut pas y réfléchir beaucoup pour soupçonner que les particuliers n'ont, le plus souvent, ni les moyens, ni la dextérité indispensables, ni, disons-le, la volonté qu'il conviendrait, pour exécuter une désinfection soigneuse et un peu étendue, comme il est de rigueur *après* les maladies contagieuses, si l'on ne veut s'exposer à des efforts illusoires et à des déceptions. Les règlements adoptés par l'Académie de médecine, en 1881, sur le rapport d'Hillairet, en 1888 sur le rapport d'Ollivier [2], relativement à la *durée de l'isolement dans les maladies contagieuses pour les élèves des lycées*, portent que les vêtements de l'élève « devront être passés dans une étuve à vapeur sous pression ou soumis à des fumigations sulfureuses, » que les parois de la chambre et les meubles « seront rigoureusement désinfectés, les objets de literie passés dans l'étuve à vapeur sous pression ; les matelas

1. HESSE (W.), *Unsere Nahrungsmittel als Nährboden für Typhus und Cholera.* (*Zeitschrift für Hygiene*, t. V, p. 52), 1889).

2. *Bull. Acad. méd.*, t. XVIII, p. 378, 1887. et XIX, p. 105, 1888.

soumis au même traitement ». Ce sont là des mesures qui incombent, soit au lycée lui-même, soit à la famille, si elle a recueilli son malade. Il est bien clair que l'établissement ne va pas se munir d'une étuve en permanence, surtout du modèle qui était dans la pensée du rapporteur ; les familles encore bien moins. Il faut donc, pour l'application du règlement, qu'il y ait un *établissement de désinfection publique* qui puisse recevoir les vêtements et la literie venant de la famille ou du lycée, — ou qui envoie sur lieu une étuve transportable.

Le rapporteur de l'Académie de médecine a eu absolument raison de prescrire la désinfection des effets par l'étuve à vapeur à l'exclusion de tout autre moyen. Il existe, cependant, des moyens différents, et les effets d'habillement ou de couchage peuvent être traités par certains agents chimiques. Mais ce qui fait précisément que l'on y a renoncé dans la désinfection publique, c'est que ces agents, l'acide sulfureux, le chlore, le bichlorure de mercure, sont ou d'une efficacité parasiticide douteuse ou difficiles à manier et éminemment dangereux, tant pour les objets traités que pour les personnes qui les emploient. Et l'on voudrait en mettre le maniement à la discrétion du premier venu?

De même pour le local et les meubles qu'il contient. Les familles aisées pourraient, à la rigueur, et voudraient peut-être en opérer la désinfection. Mais l'on peut être certain qu'elle serait mal faite, et on ne l'est pas qu'elle le serait sans détérioration ni accidents. Que se passerait-il chez une famille pauvre, dans un cas analogue à celui que nous supposons, un enfant, par exemple, qui fréquentait l'école primaire et qu'il a fallu, dans l'intérêt de ses camarades, rendre à ses parents pour cause de diphtérie, de scarlatine? Ici, comme le dit le professeur Hoffmann (de Leipzig), l'exécution d'une désinfection par les intéressés eux-mêmes, est tout simplement impossible. Cependant, c'est dans cet élément de la population que l'on rencontre les logements étroits, où souvent une seule pièce abrite toute la famille, six ou huit personnes; par conséquent, où l'infection dérivée du malade est plus fatale, plus large, plus dangereuse.

Et cet élément est le plus important par le nombre.

Il sera aisé de voir, par les détails qui suivront, qu'une opération de désinfection exige, après tout, des mains non seulement intelligentes, mais exercées et sûres. Poser ce principe c'est affirmer la nécessité de la désinfection *publique*. Si ce besoin est reconnu, il y aura un ou plusieurs établissements créés pour y donner régulièrement satisfaction. A ces établissements seront nécessairement attachés des ouvriers spéciaux, à qui la pratique assurera l'habileté. L'établissement deviendra naturellement une école de *désinfecteurs*. Il n'y aura qu'à s'arranger pour donner aux élèves l'instruction convenable et en faire le dressage méthodique. Ils subiront un examen et il leur sera délivré un brevet. Il sera même possible de se ménager des désinfecteurs *de réserve*, pour les jours de besoins débordants. Ainsi, l'on évitera les accidents de personnes, les pertes d'effets, les détériorations de meubles, qui se produisent si aisément entre des mains inexpérimentées, sans que l'effet utile de la désinfection en soit mieux atteint.

J'ajoute que les désinfecteurs de profession connaissent et possèdent les moyens de se garantir assez bien eux-mêmes contre les contages dont sont imprégnés les objets qu'ils manipulent. Les gens de la famille du malade, désinfecteurs improvisés, n'ont pas les mêmes moyens et ne savent pas s'en servir. Ils risquent de se contaminer et d'être eux-mêmes l'occasion de la propagation de la maladie qu'ils voulaient éteindre.

Qui doit ouvrir l'établissement de désinfection publique et en organiser le fonctionnement ? Dans son rapport au Congrès des hygiénistes allemands à Breslau, en 1887, le professeur Hofmann[1] émet, pour la combattre d'ailleurs, l'idée d'établissements de désinfection par entreprise *privée*, de la même façon qu'il se crée des établissements de bains. Les raisons qu'il fait valoir contre cette industrie nouvelle sont : que la spéculation pourrait n'être pas heureuse et atteindrait malaisément le but. On ne saurait, en cette matière, commencer timidement ni faire les choses à demi ; l'outillage doit tout d'abord être très complet et l'installation très large ; or, il est possible que, malgré tant de frais, les clients ne viennent pas ; et la ruine de l'entreprise serait du plus fâcheux effet au point de vue même de l'hygiène. Il est à noter que les maladies contagieuses ne sont pas réparties d'une façon égale sur tous les jours de l'année ; il y a des époques d'épidémie qui nécessitent, à l'établissement de désinfection, un personnel nombreux et des appareils multiples ; puis, des périodes de calme, pendant lesquelles tout ce personnel et ces machines chôment forcément, dépensant beaucoup sans rien gagner. Pour ce qui regarde le résultat essentiel, c'est-à-dire la réussite de la désinfection, le public ne trouverait pas, à un établissement privé, les garanties nécessaires et n'aurait souvent qu'un semblant de désinfection. La réussite de la désinfection, cela ne se voit pas, et il faut que le client s'en rapporte à la conscience de l'opérateur. L'absence de contrôle rend suspectes toutes les désinfections par l'initiative privée.

Il est, cependant, à notre connaissance qu'il existe, à Paris, au moins un établissement qui exécute, contre rétribution, des désinfections pour le public. L'or-

1. HOFMANN (Fr.) und JACOBI, *Moderne Desinfectionstechnik mit besonderer Beziehung auf öffentliche Desinfectionsanstalten* (*Deutsche Vierteljahrsschrift für öffentliche Gesundheitspflege*, t. XIX, p. 117, 1887).

ganisme de désinfection est annexé à une vaste exploitation de teinturerie ; il y a des voitures spéciales pour aller prendre, chez les clients, les objets à désinfecter. D'autres teintureries lorsqu'elles se trouvent avoir besoin de désinfecter les étoffes qui leur sont remises, ou lorsque leurs clients particuliers réclament cette précaution, s'adressent aussi à l'établissement en question et, paraît-il, les opérations y sont conduites avec intelligence et très sérieusement. Il n'est pas impossible que cette tentative soit imitée dans quelque autre très grande ville. Peut-être que les réflexions du professeur Hofmann visent quelque entreprise de ce genre, réalisée en Allemagne, où il n'est pas rare que des industriels avisés gagnent légitimement beaucoup d'argent en appliquant un principe d'hygiène. On y a créé des établissements de stérilisation du lait. Nous n'avons pas de données précises à l'égard de l'industrie de la désinfection, dans ce pays. Mais, d'une façon générale, les vues du professeur Hofmann nous paraissent pouvoir être acceptées comme la règle pour la très grande majorité des villes, et nous nous y rattachons jusqu'à plus ample informé. Les indications fournies, pour la plupart des établissements privés de Paris, par notre excellent ami le docteur A. J. Martin[1] autorisent, sans doute, cette conclusion : « Ici, dit le judicieux auteur, l'organisation est toujours défectueuse ; on y nettoie plus qu'on n'y désinfecte, et il n'en existe pas encore (d'établissements privés) qui répondent aux *desiderata* les moins rigoureux ; on y peut presque partout voir des appareils qui ne désinfectent pas et constater une promiscuité complète entre les objets infectés et ceux qu'on reporte au domicile... J'ai visité les plus importants de ces établissements ; et j'ai eu le regret de constater que la plupart n'ont pas même les appareils les plus indispensables ; quand

1. *Les services de désinfection à Paris* (*Revue d'Hygiène*, XIII, p. 197, 1891).

ils les ont, ils les ont établis dans des conditions où la transmission des maladies est certainement plus assurée que la désinfection elle-même. » Le point capital est, du reste, de trouver là « une source nouvelle de profits[1] ».

C'est à l'*Administration municipale* qu'il incombe d'assurer la désinfection publique, en vertu des mêmes principes qui lui font un devoir de veiller à la sûreté, à la salubrité et à la tranquillité des citoyens. En France, la police municipale comprend notamment: « le soin de prévenir par des précautions convenables et celui de faire cesser... les maladies épidémiques ou contagieuses... » La législation est, du reste, à peu

1. Il est probable que l'un des établissements auxquels A. J. Martin et nous-même faisons allusion est celui que Richard indiquait en ces termes, au Congrès international d'hygiène de Vienne, en 1887 : « L'industrie privée commence peu à peu à créer des établissements de désinfection. Le mieux installé que nous connaissions existe à Boulogne-sur-Seine et appartient à M. Schmalzer qui a joint cette industrie à des ateliers de teinturerie et de dégraissage. L'établissement possédant une chaudière à vapeur dont la pression est habituellement de 4 kilog., il a suffi d'établir une étuve à vapeur sous pression du système Geneste-Herscher. Les opérations sont très bien conduites. Une voiture spéciale prend à domicile tous les objets contaminés, qui, après désinfection, sont rapportés par une autre voiture. Le tarif est de 4 fr. pour un sommier, 3 fr. pour un matelas, 2 fr. pour un édredon, 1 fr. pour une couverture, un oreiller et un traversin; les vêtements sont taxés suivant leurs dimensions. »

D'ailleurs, au moment de terminer le manuscrit de cet ouvrage, je lis dans le *Bulletin médical* du 21 décembre 1892, sous le titre : « *Les désinfections dues à l'initiative privée*, que « le Conseil d'Hygiène (de la Seine) a adopté un projet de réglementation de la désinfection par l'industrie privée. D'après cette réglementation, les procédés de désinfection différents de ceux employés par l'administration ne pourront être mis en usage qu'après approbation du Conseil d'hygiène; quant aux établissements, ils seront soumis à la surveillance des médecins inspecteurs des épidémies. » On demande, en outre, que cette industrie soit *classée*. C'est le *minimum* des exigences légitimes.

près dans le même sens partout ailleurs. Il semble que la désinfection, si la science n'est pas un vain mot, doive rentrer dans ces « précautions convenables, » et que la commune ne puisse s'en remettre à personne du soin d'en faire bénéficier ses administrés. Cela ressemble à l'entretien des hospices, auxquels la commune fait une subvention, quand leurs ressources ne suffisent pas. C'est le même but de part et d'autre, celui d'obtenir le plus grand nombre possible de citoyens en santé, avec cette nuance importante que la désinfection tend à diminuer le chiffre de ceux qui auront besoin du traitement hospitalier et, par suite, à récupérer largement de ce côté les frais qu'a entraînés son organisation.

Par la raison que c'est sur l'hôpital que convergent naturellement les malades atteints d'affections contagieuses, c'est généralement à l'hôpital que l'établissement de désinfection publique a sa place marquée. L'hôpital est le premier à en avoir besoin et c'en est le client le plus régulier. Rien ne s'oppose à ce que ce soient les locaux de l'Assistance publique qui le renferment et son personnel qui en assure l'activité; puisque l'Assistance est elle-même alimentée par la commune (en principe, au moins). Mais il est clair que les très grandes villes, les capitales, pourront avoir ailleurs leurs centres de désinfection, comme en ont Paris et Berlin.

Je ne m'occuperai pas, dans ce travail, de la désinfection opérée par l'hôpital pour son compte personnel, soit dans les salles des malades, soit sur le mobilier, la literie, le linge, les effets à leur usage. Je négligerai, de même, la désinfection en chirurgie, en obstétrique, celle qui se pratique dans les amphithéâtres d'anatomie, les laboratoires de sciences biologiques, etc., pour me borner, comme l'a entendu A. J. Martin, « à la désinfection des objets souillés ou suspects d'avoir été souillés par des malades atteints d'affections transmissibles, et à la désinfection des locaux habités par ces malades, » en y joignant, cela va sans dire, le mobilier de ces locaux et, d'ailleurs, toutes les excrétions ou déjections des malades et les récipients ou réservoirs qui les ont reçues.

CHAPITRE I

MALADIES DANS LESQUELLES IL FAUT DÉSINFECTER

Toutes les maladies, fussent-elles infectieuses, ne sont pas égales devant la désinfection ; il est facile de le pressentir, étant connues les différences extrêmement nombreuses qui existent entre les allures et les propriétés des divers agents infectieux. Ici, comme en tant d'autres occasions, lorsqu'il s'agit de lois biologiques, on ne saurait trop se défier de la généralisation et des formules simples.

On peut, à notre point de vue, faire trois classes des maladies infectieuses :

A. Une première classe serait formée de celles dans lesquelles la désinfection est *toujours nécessaire ;*

B. Dans une 2e classe se rangeraient les maladies dans lesquelles la nécessité de la désinfection est *subordonnée* à des circonstances particulières, variables ;

C. Enfin, une 3e classe comprendrait des maladies assurément infectieuses, mais dont la prophylaxie ne réclame que des précautions très simples, ne méritant pas le titre de désinfection.

On comprend qu'entre la 1re et la 2e classe la démarcation est délicate, et qu'il y a des maladies dont la place, dans ce cadre, est controversable. Nous l'indiquerons à l'occasion.

1re CLASSE. — *Maladies entraînant toujours la désinfection.*

Les bases de classification sont, naturellement, dans la matière actuelle, le degré de gravité des maladies contagieuses, la vitalité et la résistance de l'agent infectieux, son aptitude à être propagé par les choses à l'usage de l'homme. A cette mesure, tous les hygiénistes ont rangé dans la première classe le *choléra*, la *diphtérie*, la *variole*. Les Allemands ajoutent à cette nomenclature le *typhus exanthématique* et le *typhus à rechutes*, familiers aux régions orientales de l'empire. En France, nous n'avons pas le droit de supprimer ces affections de la liste, puisque notre Bretagne conserve le premier de ces typhus. Nous sommes obligés d'y joindre la *fièvre jaune*, qui fait encore des visites à notre littoral Atlantique et, d'ailleurs, intéresse au plus haut point quelqu'une de nos colonies.

Il va sans dire que, théoriquement, la *peste* rentrerait dans le même cadre.

Nous sommes d'avis qu'il faut y réunir la *scarlatine*, à l'occasion de laquelle la police sanitaire de Berlin *conseille* seulement la désinfection, sans l'imposer, à moins que la maladie ne se montre *maligne*. La raison en est que, d'après notre expérience personnelle, on ne sait jamais bien si la série de cas en présence de laquelle on se trouve sera maligne ou non. Telle épidémie de scarlatine commence par des cas espacés, bénins, qui tout-à-coup précipite et multiplie les atteintes, ou bien fait surgir des formes graves et des cas mortels, au moment où l'on s'habituait à considérer l'effort épidémique comme inoffensif.

Au surplus, nous allons reprendre en détail chacune des espèces morbides qui viennent d'être nommées et faire ressortir les raisons pour lesquelles il est nécessaire de recourir contre leur propagation, aux pratiques de désinfection modernes.

Le choléra. — Il est généralement admis, depuis les recherches exécutées à Calcutta, en 1883, par R. Koch, et d'après les rapports et conférences du même illustre savant, de 1884 à 1887, que le choléra relève d'un microbe qu'il a dénommé, à cause de sa forme, « bacille virgule » *(Kommabacillus)*, encore que cette forme ne lui soit pas exclusive. Des protestations se sont élevées, alors et depuis. Finkler et Prior (de Bonn), tentèrent de prouver qu'il n'est pas nécessaire d'aller dans l'Inde pour trouver des bacilles courbes, voire cholérigènes ; Emmerich (de Munich), attribua le choléra de Naples (1884) à l'activité d'un bacille, *Bacillus neapolitanus*, qui pourrait bien, selon Koch et Flügge, n'être autre chose que le Bacille d'Escherich, *Bacillus coli communis*, le « colibacille », comme disent les modernes. Douglas Cunningham, Surgeon-major du service de santé au Bengale, a fait connaître récemment qu'ayant besoin d'expérimenter avec le bacille virgule, il avait ouvert plusieurs cadavres de cholériques, morts dans les hôpitaux à Calcutta, sans pouvoir obtenir le komma-bacille des cultures faites avec le contenu de l'intestin de ces cadavres ; d'où la conclusion que le komma n'est pas nécessaire comme cause du choléra [1]. Un peu plus tard, le même médecin annonçait l'existence de variétés nombreuses de bacilles cholériques. Des travaux contemporains, tels que celui de Kelsch [2], ont fait naître, sinon revivre, l'idée que le choléra dit *asiatique* ne diffère pas autant que l'on croit du choléra dit *nostras* et que, peut-être, dans des circonstances particulièrement favorables, caractérisées sur-

1. Cunningham (D.), *Die Milch als Nährmedium für Cholera-Kommabacillen* (*Archiv für Hygiene*, XII, p. 233, 1891), — *Ueber einige Arten in Calcutta vorkommenden Cholera-Kommabacillen* (*Ibid.*, XIV, p. 45, 1892).

2. Kelsch (A.), *Considérations sur l'étiologie du choléra* (*Revue d'Hygiène*, t. XI, p. 5, 1889).

tout par de graves lacunes d'hygiène, le second pourrait s'élever à la hauteur du premier et se faire passer pour un fléau exotique. Le choléra d'Espagne, en 1890, venu l'on ne sait d'où ni par qui, a semblé naître sur place, de germes familiers et préexistants, transformés soudain en microbes pathogènes et d'une extraordinaire vigueur de multiplication. Naguère, Gilbert et Girode[1] ont observé des cas de choléra *nostras*, à Paris, dans lesquels le bacille d'Escherich se montra si abondant et si virulent que les auteurs ne purent s'empêcher de reconnaître à ce microbe le pouvoir de réaliser ce qu'ils appellent un nouveau type morbide, » le *choléra nostras infectant*, c'est-à-dire une maladie que rien, en clinique, ne différencie du choléra Indien. Dans l'épidémie de 1892, à Paris, Netter[2] ne reconnut le bacille virgule de Koch que 29 fois sur 49 malades; encore différait-il par quelques caractères du microbe classique. Les recherches bactériologiques, dans les 20 autres cas, ne donnèrent pas de résultats uniformes. C'est ce qui arrive dans le choléra *nostras*. Peter[3] a communiqué, à cette occasion, à l'Académie de médecine, les examens pratiqués par Nanu, dans son service. Sur 24 cas, 3 étaient avec bacille virgule pur, 9 avec *bacterium coli* pur, 1 avec bacille virgule de Finkler et Prior; 4 présentaient le bacille virgule associé au bacterium coli; 6, le bacterium coli associé au bacille de Finkler et Prior; 1 cas était avec diplocoque pur. De telle sorte que l'auteur incline vers l'opinion de Cunningham, qu'il y a plusieurs bacilles également cholérigènes et

1. *Contribution à l'étude clinique et bactériologique du choléra nostras* (*Société médicale des hôpitaux*, 6 février 1891).

2. *Recherches bactériologiques sur les cas de choléra ou de diarrhée cholériforme observés dans la banlieue ouest de Paris* (*Semaine médicale*, n° 38, 20 juillet 1892).

3. *Le choléra à Paris en* 1892 (*Bull. Acad. méd.*, 20 septembre 1892).

même que, peut-être, les manifestations morbides sont plutôt la cause que l'effet de la présence des bacilles courbes. Brouardel, de son côté, n'affirme pas que le bacille de Koch soit la caractéristique invariable du choléra asiatique.

Néanmoins, l'opinion régnante, ainsi qu'il résulte des vues échangées au Congrès d'hygiène de Londres (1891), est que « l'influence pathogène du bacille virgule, dans la production du choléra, est à peu près démontrée. » (Max Gruber.)

Au fond, s'il s'agissait d'un autre microbe, le rôle de la désinfection n'en serait pas diminué. Fût-il banal à l'origine, ce microbe a prodigieusement pullulé par le fait qu'il y a eu un malade, et il est dans tout l'épanouissement de son activité végétative. Autant dire qu'il a atteint, pour l'homme, à la virulence, puisqu'il a dès lors le pouvoir d'envahissement.

Le komma-bacille a été présenté par R. Koch presque comme une bactérie aquatique et, d'ailleurs, sans spores ni forme permanente. La dessiccation lui est mortelle et il ne vit point dans les milieux nutritifs acides ou simplement pauvres. Il est essentiellement aérobie. Tous ces attributs sont autant de faiblesses de la part du microbe et des conditions défavorables à la prolongation de son existence hors du corps de l'homme. En effet, d'après Koch lui-même, il meurt rapidement dans les matières des fosses d'aisances ; pour qu'il vive dans l'eau, il faut que celle-ci soit presque stérilisée et, d'ailleurs, à une température d'au moins 16° (Wolffhügel et Riedel, 1886). C'est pour cette dernière raison que Frænkel, plaçant à des profondeurs diverses contre les parois d'un puits des bacilles de type varié, ne réussit à obtenir le développement de celui du choléra, à 3 mètres de profondeur, que pendant les mois d'août à octobre. Le professeur de Giaxa (de Pise) a reconnu qu'il succombe rapidement (en 2 à 7 jours) dans le sol non stérilisé, sous la concurrence des saprophytes. Enfin, Uffelmann, Schiller, W. Kaupe, ont confirmé de différentes manières la loi de Koch, que le bacille virgule ne résiste que très peu de temps dans les matières fécales ; de 1 à 4 jours dans ces matières seules, jusqu'à 13 ou 14 jours quand elles sont mélangées à l'urine, qui leur assure l'alcalinité. Dans le cas contraire, en effet, selon Kaupe, les acides gras développés dans la masse stercorale suffisent à lui donner le degré d'acidité qui tue le komma-bacille, et, si Kitasato a réussi à le faire vivre 25 jours dans des matières fécales *stérilisées*, c'est à la fois parce que le chauffage avait anéanti les saprophytes et parce qu'il avait évaporé les acides gras [1].

L'espèce humaine aurait donc de grands avantages dans la lutte contre le choléra, au moins dans nos pays tempérés, où la chaleur dans les milieux n'est pas longtemps suffisante à entretenir le microbe et où, d'habitude, quand il fait chaud, il règne aussi une sécheresse qui ne lui est pas moins funeste que le froid.

Malheureusement, il y a probablement quelques points à modifier dans l'histoire naturelle que R. Koch a faite d'emblée au bacille du choléra. Déjà, en 1885, Hueppe indiquait une sorte de sporulation par *arthrospores* du bacille virgule cholérique. Un peu plus tard [2], il expliqua que le komma-bacille, *anaérobie* dans l'intestin, est forcé de vivre *aérobiotiquement* une fois dehors ; beaucoup d'individus de l'espèce succombent immédiatement à ces conditions nouvelles, défavorables; mais ceux qui ont assez d'énergie pour survivre, s'habituent au nouveau milieu et à une nourriture

1. Kaupe (W.), *Untersuchungen über die Lebensdauer der Cholerabacillen im menschlichen Koth* (*Zeitschrift für Hygiene*, IX, p. 540, 1890).

2. Hueppe (F.), *Zur Aetiologie der Choléra asiatica* (*Prag. med. Wochenschrift*, 1889, nº 12).

pauvre ; ils deviennent très robustes, persistent, vraisemblablement dans les couches superficielles du sol, comme le pressentait Pettenkofer, et s'y multiplient au besoin.

Si la dessiccation était mortelle au bacille virgule en 24 heures, comme l'admit d'abord R. Koch, le choléra ne serait jamais transmis par l'air, les poussières stercorales d'origine cholérique ne seraient guère dangereuses, et je ne sais trop à quoi pourrait s'adresser la désinfection en cas de choléra, puisqu'il suffirait de laisser les linges, effets et locaux s'assécher à l'air, dût-on y aider par un foyer de chaleur artificielle.

Mais voilà que des travaux récents de Kitasato, de Berkholtz, élèves de R. Koch lui-même, et surtout de Guyon[1], accomplis sous la direction du professeur Straus, viennent de démontrer que la dessiccation, loin d'être un agent de destruction, comme on le croit, est au contraire « un moyen de conservation » des bacilles du choléra et, probablement, de beaucoup d'autres. Plus elle est rapide et parfaite, mieux elle soustrait les bacilles à l'action de l'air, c'est-à-dire de l'oxygène, qui leur est mortelle quand elle est aidée par un faible degré d'humidité.

Pour ma part, j'avoue que la loi de R. Koch troublait singulièrement mes idées, après avoir été témoin du choléra d'Algérie, dans l'été de 1867, la dernière et la plus sèche des trois années de sécheresse qui préparèrent la famine et le typhus de 1868. Un des points les plus maltraités fut précisément l'oasis de Biskra et pendant une saison qui se distingue par une siccité sénégalienne de l'atmosphère. En y regardant d'un peu près, on reconnaîtrait probablement que, dans nos pays tempérés, où le choléra, quand il règne

1. GUYON (A. F.), *Influence de la dessiccation sur le bacille du choléra* (*Archives de médecine expérimentale et d'anatomie pathol.*, t. IV, p. 92, 1892

(et l'épidémie de 1892 n'a point entamé cette règle), sévit particulièrement dans la saison chaude et à la faveur de l'élévation du degré thermique, le fléau pourrait quelquefois être notablement entravé par la sécheresse, s'il était vrai que 24 heures de dessiccation suffisent à en anéantir le microbe.

Il est remarquable que, dans l'Inde, la patrie du choléra, ce soit précisément la saison sèche qui voie renaître les expansions épidémiques de la maladie et enregistre régulièrement les *maxima* des courbes de mortalité cholérique. Cette loi ressort en pleine lumière des rapports des médecins anglais de l'Inde, relevés par le Dr Knüppel, de Berlin[1], qui appartient pourtant à l'Institut d'Hygiène de cette métropole, c'est-à-dire à l'Ecole de Robert Koch, et avait pour but de chercher, dans ces documents, la démonstration de la doctrine du maître, spécialement de cette formule : « Le bacille du choléra passe de l'homme à l'homme par l'intermédiaire de véhicules humides, notamment de l'eau de boisson... »

Le choléra, dans les provinces centrales de l'Inde, — c'est la même chose à Calcutta, — commence dans les premiers mois de l'année, augmente d'une façon décidée en avril, mai et jusqu'en juin, époque à laquelle il atteint d'ordinaire le faîte de la courbe épidémique, pour redescendre à partir de juillet-août. Or, de décembre à mai, le climat des provinces centrales est le plus sec de l'Inde entière. Vers le milieu de juin, le vent du sud-ouest, la mousson, ramène les pluies. L'année 1869 fut particulièrement sèche, parce que les pluies avaient été rares les années précédentes ; le sol était rôti et la végétation suspendue ; ce fut aussi une époque à laquelle le choléra sévit avec une rare sévérité.

1. Knuppel, *Die Erfahrungen der englisch-ostindischen Aerzte betreffs der Choleraätiologie, besonders seit dem Jahre* 1883 (*Zeitschrift für Hygiene*, X, p. 367, 1891).

Dans l'interprétation de l'Ecole de Berlin, le rôle néfaste de la sécheresse s'explique par la concentration des eaux. Là où elles sont mauvaises en tout temps, elles le sont davantage en temps sec, puisque la pluie ne remplace pas les pertes dues à l'évaporation ; et si elles contiennent le bacille du choléra, celui-ci y est moins dilué ; elles sont plus virulentes à égal volume.

L'argument a sa valeur ; ce qui n'empêche pas les adhérents de l'étiologie hydrique d'invoquer aussi les averses en faveur de leur théorie, parce que les averses entraînent dans les collections aqueuses, tout en les diluant, les impuretés du sol. Cependant, quand les eaux de surface, à l'exception des grands cours d'eau, tarissent, et que les réservoirs deviennent plus rares et plus étroits, les chances que les déjections cholériques ont d'y arriver se raréfient également. Dans les pays où les habitudes d'hygiène sont suffisamment négligées, ces matières peuvent, sans doute, être souvent répandues sur le sol ; mais il faudrait le vouloir expressément pour qu'elles fussent introduites dans l'eau. Remarquons qu'il n'y a pas de temps à derdre, pour des liquides virulents que 24 heures de dessiccation peuvent neutraliser.

Nous n'avons pas de raison pour contester ici les observations sur lesquelles les hygiénistes officiels de Berlin appuient le dogme de la véhiculation aqueuse du choléra. Mais si ces faits sont exactement interprétés, c'est que la dessiccation n'a pas sur les bacilles cholériques l'influence meurtrière qu'on a prétendu ; car il serait impossible que l'horrible sécheresse des étés indiens ne diminuât pas considérablement le nombre de ceux qui arrivent dans les eaux. Si, d'ailleurs, l'allégation est fondée, que certaines recrudescences du choléra après le début des pluies sont dues à ce que les averses ont entraîné, de la surface du sol dans les eaux, les bacilles des excrétions abandonnées autour des habitations, c'est que ces bacilles ont la vie bien plus dure qu'on ne disait et que la dessiccation ne les a pas tués.

Finalement, l'expérience du laboratoire a démontré directement cette vérité. Kitasato trouve les cultures de bacilles cholériques, desséchées sur des fils de soie, encore vivantes après quatorze jours ; Berkholtz constate que, sur fils de soie, desséchés à l'exsiccateur, la survie moyenne est de quinze à trente jours, mais qu'elle a été, dans deux cas, de cent soixante-sept et de cent quatre-vingt-six jours, plus de six mois. Voilà des faits bien en rapport avec ce que révèle l'observation naturelle et qui font comprendre, mieux que toute théorie, comment le choléra prend, avec une régularité formidable, son plein épanouissement dans les contrées et les saisons d'extrême sécheresse. Il ne paraît pas douteux que la nature ne fasse aussi bien que le laboratoire.

Cette conservation de bacilles desséchés sur des fils de soie fait songer naturellement à l'imprégnation des linges et vêtements par les déjections cholériques, lorsqu'il s'agit de malades véritables. Les expérimentateurs ont également réussi la conservation de bacilles vivants, par dessiccation sur lamelles de verre, ce dont on peut rapprocher les souillures cholériques des parois des appartements, murs, planchers, ou toute autre surface. Linges, vêtements, surfaces, nous paraissent pouvoir être autant d'intermédiaires entre le malade et les individus sains et autant de moyens de propagation de la maladie. Ce serait probablement aussi l'avis de Gibert (du Havre)[1].

Le choléra pénètre par la bouche, soit que l'agent virulent prenne dès lors la voie des organes respiratoires, soit plutôt qu'il suive celle du tube digestif. Mais, pour l'un ou l'autre cas, il est indifférent qu'il ait été déposé sur les lèvres de l'individu sain sous

1. GIBERT, *L'épidémie du choléra au Havre en 1892* (*Bull. Acad. méd.*, n° 39, 27 septembre 1892).

forme de poussières détachées des étoffes, des parois et meubles, qui sont ensuite inspirées ou dégluties, ou qu'il parvienne à la bouche par les mains du sujet, avec des aliments, des boissons, sur lesquels il s'est abattu primitivement ou secondairement.

La propagation du choléra par des objets souillés, soit directement par les déjections du malade, soit indirectement, pour avoir séjourné dans son atmosphère, a une portée plus considérable que tout autre mode. C'est par celui-ci que le choléra passe de l'Inde à Ceylan, avec les coolies qui vont y travailler aux plantations, qu'il quitte Bombay pour aller faire des épidémies à La Mecque et, parfois, qu'il va, de là, infecter Alexandrie, Constantinople, Marseille, à l'aide d'un bateau qui n'a plus de malades cholériques à bord, mais qui transporte des marchandises diverses et spécialement des tissus. Dans le remarquable travail déjà cité, Knüppel ne manque pas de reconnaître aux relations humaines (*Verkehr*), directes ou médiates, le rôle important qu'elles ont, en dehors de la véhiculation par un milieu d'usage commun. Il fait ressortir combien les chemins de fer établis dans l'Inde ont hâté le passage du choléra d'un point à un autre et il multiplie les exemples du transport par ce procédé de locomotion. Cette méritoire étude devait aboutir à enlever à l'étiologie hydrique du choléra l'exclusivisme qui la compromettait. « Cette théorie, dit l'auteur, n'est pas tellement exclusive qu'elle attribue à l'eau seule le rôle d'agent de propagation du choléra, comme se plaisent à le prétendre ses adversaires. Le cercle que parcourent les bacilles du choléra, du rectum à la bouche, peut être constitué par quelque autre chose encore que par l'eau... Nous avons, finalement, enregistré les opinions, et les observations à l'appui, de médecins qui ont journellement affaire au choléra, au sujet de l'influence des relations humaines sur la propagation du fléau, et reconnu que la plupart d'entre eux se rallient à l'idée que le malade lui-même est aussi le porteur du poison cholérique. »

S'il en est ainsi, il est clair qu'il y a des précautions à prendre contre tout ce qui a touché le malade, contre tout ce qui a été à sa portée, puisque le virus se conserve très bien à sec, et probablement plus souvent dans cet état que plongé dans l'eau.

Le bacille virgule du choléra habite l'intestin des malades et fait des cultures pures à la surface de sa muqueuse, sans pénétrer. Il est évacué au dehors, en quantités prodigieuses, avec les selles des patients. Il paraît se rencontrer aussi dans les matières vomies. Je ne sache pas qu'on l'ait trouvé dans l'urine, et il est probable que l'émonctoire rénal lui sert rarement, si jamais cela arrive, de porte de sortie; d'abord parce que l'émission d'urine est supprimée chez les cholériques; puis, parce que les altérations des reins sont assez tardives et assez peu profondes pour que le filtre ne soit pas sérieusement compromis. Il n'y a guère lieu de songer à la possibilité de sa présence dans les produits de l'expectoration, tandis que les matières vomies et l'urine des cholériques sont comprises dans les causes de souillures que la désinfection doit poursuivre.

La fréquence, l'abondance, la fluidité des selles sont les caractères vulgaires et typiques du choléra. Même dans les formes légères, le patient est tourmenté incessamment du besoin d'évacuations alvines. Quelque soigneux qu'il puisse être, il est l'occasion d'une certaine dispersion des matières pathogènes; il en reste à son linge de corps, à quelque pièce de ses vêtements. Quand la forme est grave, c'est la literie qui est inévitablement atteinte. Les mains et les vêtements des personnes qui le soignent en reçoivent des éclaboussures. Il en reste sur le plancher ou sur quelque autre surface, par le fait qu'au moment de l'échange des draps ou d'autres pièces souillées, on dépose volontiers, pour quelques instants, tout à côté du lit et sans intermédiaire, les linges, couvertures ou matelas retirés au malade. Ces tissus sont tachés et plus ou moins imprégnés des liquides excrémentiels. Cette matière s'est déjà peut-être désséchée sous le corps du malade; elle est toute prête à se fragmenter en poussière, par le fait même des manipulations dont la literie est l'objet.

Nous croyons qu'il y a des poussières cholériques et qu'elles sont redoutables, en présence des révélations qui ont été rappelées plus haut sur la conservation de la virulence du bacille du choléra à l'état de dessiccation. Tout ce qui a pu recevoir ces poussières est suspect et, malgré les épigrammes de Pettenkofer[1], nous ne croyons pas qu'il soit si ridicule de se défier des papiers et des lettres provenant d'un foyer de choléra.

C'est en vue de la souillure fécale, sèche ou humide, des locaux, des meubles, de la literie, du linge, des effets, qu'il faut instituer la désinfection en temps de choléra, en l'étendant autant que possible aux personnes mêmes qui ont eu avec les malades des rapports compromettants.

Pour les mêmes raisons, il semble qu'il faudrait comprendre dans la désinfection anti-cholérique les fosses d'aisance, supposées avoir reçu, à un moment quelconque du décours de la maladie, les selles du patient. Cependant, R. Koch, arguant de son observation si importante que, dans les masses fécales des fosses fixes, le bacille virgule est rapidement victime de la concurrence des saprophytes, conseillait plutôt de s'abstenir. L'agent de désinfection pouvait tuer ces saprophytes, précieux protecteurs de l'homme, et, en

1. PETTENKOFER (M. v.), *Ueber Desinfection der ostindischen Post als Schutzmittel gegen Einschleppung der Cholera in Europa* (*Archiv für Hygiene*, t. II, p. 35, 1884).

rendant stérile le contenu des fosses, en faire plutôt un milieu de culture pour les bacilles cholérigènes qui y arriveraient ultérieurement. — Je n'ai rien à opposer à une théorie, émanée de si haut. Mais je conseille très formellement la désinfection des fosses où sont parvenues des déjections cholériques, sauf à répéter plusieurs fois l'opération. Quel que soit le milieu qui englobe l'agent cholérigène, il faut y poursuivre celui-ci d'abord, afin d'être en sûreté contre tout transport imprévu du virus. Si des incidents ultérieurs font craindre que de nouvelles doses de ce virus aient été introduites dans la masse fécale stérilisée, on en sera quitte pour lui appliquer, une seconde, une troisième fois, le traitement convenable [1].

Le bacille du choléra se montre d'une extrême susceptibilité vis-à-vis des causes de destruction, *à l'état frais*; mais l'on est peu fixé sur le degré de résistance vitale qu'il possède à l'*état de dessiccation*. Nous avons déjà dit qu'il est beaucoup plus résistant dans le second cas que dans le premier. Mais la façon dont il se comporte vis-à-vis des influences naturelles ne saurait faire préjuger de sa résistance à l'action des agents désinfectants. Il faudra l'éprouver directement, au lieu de raisonner par analogie et d'admettre que tel agent qui, à telle dose et pendant un temps déterminé d'application, vient à bout de microbes très tenaces, en ferait autant du bacille du choléra.

Il n'est guère utile d'ajouter que la gravité de cette

1. J. Uffelmann (*Centr. blatt f. Bakteriologie*, t. V, 1889), a de nouveau déclaré que la spirille du choléra meurt rapidement dans les matières fécales, généralement au bout d'un jour ou deux, quatre jours au plus. Cunningham montre qu'elle cède, devant les saprophytes dans le lait. Cependant, selon Kitasato (*Zeitschr. f. Hyg.*, 1889), il n'existe pas de micro-organisme qui, ensemencé dans les différents milieux de culture en même temps que le bacille du choléra, soit capable de détruire celui-ci, à bref délai, par son développement et la concurrence vitale. C'est plutôt le microbe du choléra qui entrave les autres.

maladie et sa tendance à faire des épidémies étendues, meurtrières, justifient amplement son inscription dans la première classe des maladies entraînant la nécessité de désinfecter. De 1870 à 1888 (inclusivement), il est mort, dans les provinces centrales de l'Inde (7 millions d'habitants), 255.732 individus par le choléra. A Calcutta, les décès de cette cause sont encore aux environs de 1800 (4 à 5 p. 1000 habitants) chaque année ; la proportion est plus forte dans les faubourgs et à Hovrah (90.000 hab.), sur la rive droite de l'Houghly. Dans l'Inde, à la faveur des fêtes religieuses, le choléra se répand des points foyers sur de larges zones de territoire. Il va se concentrer à La Mecque, à chaque pélerinage musulman, se renforce par la multiplication des contacts et des atteintes pour, de là, prendre le chemin de l'Egypte, de l'Algérie, du Maroc, ou celui de la Perse, de l'Asie-Mineure, de la Russie, de Constantinople, marchant, de notre temps, avec la rapidité que le progrès des moyens de locomotion a donnée aux relations humaines, et arrivant par bateau à vapeur ou en chemin de fer.

Lorsqu'il vient visiter l'Europe, le fléau n'a plus, heureusement, l'effroyable léthalité qui caractérisait ses premières invasions. Il n'a pas, non plus, celle qui caractérise ses explosions épidémiques dans les groupes musulmans ; les habitudes d'hygiène servent à quelque chose. Cependant, rien qu'en France, le choléra de 1884 entraîna encore 7.829 décès, du 15 juin 1884 au 10 janvier 1885, sans compter 890 décès pour l'Algérie. Marseille seule perdit 1.777 habitants, Paris 994, Toulon 971, Oran 329. Du 15 juin 1885 au 30 avril 1886, il y a encore 3.878 décès cholériques pour la France, dont 572 dans le Finistère, et 1454 pour l'Algérie [1]. Bien qu'à cette période épidémique, un grand nombre de nos départements aient été complètement

1. Voy. *Rec. des travaux du Comité consult. d'Hygiène publique de France*, t. XIV et XV, 1885-1886.

indemnes, la multiplicité et l'éloignement les uns des autres des points visités à de courts intervalles, de Toulon et Marseille à Paris et de Paris à Quimper, ne permettent pas de douter que le choléra ait conservé son ancienne puissance de diffusion. Il ne lui manque, çà et là, qu'un terrain favorable. En Espagne, à la même époque, il a causé 120.000 décès.

Il y a donc toujours motif de se défendre contre lui et de protéger, par la désinfection, dès qu'il apparaît, les régions du territoire non encore envahies.

En fait, c'est ainsi que l'on procède. Lors du choléra du Finistère en 1885-1886, M. Proust emmena avec lui « deux hommes, rompus à toutes les mesures de désinfection des locaux prescrites pendant la dernière épidémie de Paris », lesquels apprirent aux agents de police de Douarnenez, de Quimper, etc., à réaliser toutes ces mesures. De son côté, M. Charrin faisait prendre, dans les villes se trouvant encore sous le coup du fléau, des mesures immédiates : « isolement des cholériques, purification des linges par l'eau bouillante et les antiseptiques, réception des déjections ou des vomissements dans des vases contenant du sulfate de cuivre, vases que l'on vidait à la haute mer ; désinfection des locaux par le soufre, suivant les instructions du Comité, après décès ou guérison... »

En 1890, au mois de juin, lorsque la réapparition du choléra fut signalée en Espagne, des étuves à désinfection par la vapeur sous pression furent, sur la proposition de M. Proust, installées à Cerbère et Hendaye, sur la frontière des Pyrénées, à la station du chemin de fer qui se doublait d'un poste sanitaire. Tout ce qui, dans les bagages des voyageurs, pouvait être suspect et, dans tous les cas, les linges sales et les vêtements souillés, passaient à l'étuve. Sur les simples routes, on dut se borner à la désinfection par l'eau bouillante, les solutions de sublimé et d'acide phénique. Rien que dans la partie Est des Pyrénées (poste de Cerbère et annexes[1], 5,262 désinfections furent opérées. Grâce à cette pratique, alliée à la visite sanitaire et à quelques autres mesures, le choléra d'Espagne ne se propagea pas en France par voie de terre.

Il est probable que la désinfection systématiquement pratiquée dans les lazarets temporaires de Port-Cros et de Bagaud, en 1886, au moment du rapatriement des troupes de l'Extrême-Orient, sur les effets d'habillement rapportés par ces soldats[1], sur leur linge et le contenu de leur sac, a épargné à notre littoral Méditerranéen les éclaboussures du choléra que l'expédition du Tonkin traîna avec elle. Depuis lors, M. Proust fait donner la libre pratique aux navires revenant de ces parages, s'il est acquis qu'ils sont complètement outillés pour la désinfection et qu'ils ont, pendant la route, exécuté cette opération lorsqu'elle a été nécessaire.

En 1892, Gibert est convaincu que la désinfection a triomphé de l'épidémie qui se constituait au Havre. C'es encore la désinfection, dirigée par notre infatigable ami A.-J. Martin, qui a valu à Paris de ne connaître qu'une ébauche d'épidémie de choléra.

La variole. — Malgré des recherches méritoires et quelques allégations hasardées[2], on ne connaît pas le microbe de la variole. Elle a ce trait commun avec la vaccine, que L. Voigt[3] assure avoir obtenue par culture de la première sur la génisse, opération qui aurait encore été réussie récemment à Carlsruhe[4], bien que

1. ANNEQUIN, *Le Sanatorium de Port-Cros*, en 1886. (*Archives de médecine et de pharmacie militaires*, t. VIII, p. 283, 1886).

2. SICARD, *Recherches bactériologiques sur la variole* (*Rev. d'Hygiène*, XI, p. 723, 1889).

3. VOIGT (Leonhardt), *Vaccine und variola* (*D. Vierteljahrsschift f. œff. Gesundheitspflege*, XIV, p. 385, 1882).

4. *Die Thätigkeit der im Deutschen Reiche errichteten Anstalten zur Gewinnung von Thierlymphe während des Jahres* 1890 (*Arbeiten aus d. Kais. Gesundheitsamte*, t. VII, 2-3).

Chauveau arrive régulièrement à un résultat opposé[1]. Peut-être est-ce pour cette raison que l'on conclut d'ordinaire, au moins tacitement, de l'action des désinfectants sur la lymphe vaccinale à celle qu'ils doivent avoir sur le virus varioleux. C'est, sans doute, ce qui était dans la pensée de Baxter et de Sternberg (cités par Vallin), lorsqu'ils expérimentaient l'action du chlore ou de l'acide sulfureux sur du vaccin, virus bienfaisant, que l'on ne cherche assurément pas à détruire comme tel. Or, le vaccin se comporte, vis-à-vis des désinfectants, comme un virus microbien de moyenne résistance vitale.

La matière virulente de la variole est dans le pus des pustules varioliques. On ne sait pas exactement si elle n'est pas ailleurs encore, dans quelque humeur par exemple. Peut-être existe-t-elle dans le sang.

Les pustules varioliques, dans toutes les formes de la maladie, voire les plus bénignes, sont à la peau. Elles s'étendent fréquemment aux muqueuses qui prolongent le plus immédiatement le tégument externe, la muqueuse génitale, l'anus, la conjonctive, la bouche, le pharynx. Les auteurs mentionnent également des éruptions sur le larynx, la trachée, les grosses bronches, et nous savons personnellement, par la pratique des autopsies, que cette formule n'est pas une pure vue de l'esprit.

C'est donc surtout par la peau que le varioleux est dangereux. On pourrait presque dire : *exclusivement* par la peau, puisqu'il n'y a généralement rien du produit des pustules dans les matières fécales, l'urine, ni aucune autre excrétion. Lorsqu'il y a des pustules sur la muqueuse aérienne, il ne serait pas impossible que les produits d'expectoration renfermassent l'agent virulent; mais les varioleux ne crachent pas, et l'on sait d'autre part que l'humidité des surfaces ne permet pas

1. CHAUVEAU (A.). *Transformation des virus. Vaccine et variole Acad. méd.*, 27 octob. 1891).

à l'expiration de rejeter au dehors les molécules virulentes qui peuvent se trouver, à un moment donné, sur la muqueuse respiratoire.

Du reste, le varioleux n'est pas très dangereux lui-même, pour l'entourage, à moins de contacts directs, tant que le contenu de ses pustules est à l'état liquide.

C'est lorsque les pustules se sont desséchées et que le corps du malade est recouvert de larges croûtes, toutes disposées à la pulvérulence, repoussées par la cicatrisation de la peau au-dessous d'elles, que le danger devient extrême et que la semaille variolique est prête à se réaliser. Il est à noter que cette situation est d'une fâcheuse durée.

Il va sans dire que les menaces sont les mêmes de la part des linges, des vêtements du varioleux, lesquels, au moment où un certain nombre de pustules distendues ont éclaté, parfois grâce au frottement du linge lui-même, se sont empesés de ce produit. Le pus virulent se dessèche encore une fois sur les tissus et dans leurs mailles et devient pour longtemps, si l'on n'y met bon ordre, une source de poussières infectieuses qui s'échapperont à la moindre secousse.

Ainsi s'explique la propagation de la variole par les voitures de transport de malades, par les chiffons, par les lettres mêmes (Karkeck), et par des personnes tierces qui ont séjourné dans la chambre d'un varioleux ou ont eu des contacts avec lui.

La conservation de la virulence du pus variolique en état de dessiccation n'est plus à démontrer. Les peuples qui pratiquaient l'inoculation préventive, les Chinois et les Kabyles, conservaient dans des boîtes les croûtes varioliques pulvérisées en vue de cette opération. En Kabylie, quelques-uns s'inoculaient en prenant cette poudre par le nez, comme une prise de tabac. Selon Kirkpatrick et Sunderland (cités par Karth et Vilcoq), cette poussière peut encore donner la variole deux ans après sa récolte.

Une substance virulente qui prend naturellement la forme poussiéreuse peut, *a priori*, être disséminée par l'air. Des faits énormes prouvent qu'en effet les croûtes varioliques sont emportées à quelque distance par les courants d'air et que la variole est souvent propagée de cette façon. L'on peut dire qu'elle est le type des maladies dont le germe adopte, pour s'ensemencer, la véhiculation atmosphérique.

Les exemples à l'appui sont mémorables. En 1880, Bertillon[1] signalait les varioleux de l'Hôtel-Dieu *Annexe* comme l'origine d'une formidable épidémie sur le voisinage et faisait remarquer que des malades identiques, à l'hôpital Laennec, n'influençaient pas la santé du quartier environnant, grâce à l'interposition du jardin de l'hôpital entre les fenêtres des salles de varioleux et les habitations et grâce à l'habitude des infirmiers de mettre au feu les poussières des balayures. Brouardel, dans la discussion qui suivit la communication de ces faits à la *Société de médecine publique*, apporta comme preuve de la propagation de la variole par l'air et par les poussières cette remarque importante, qu'en temps de variole, les décès par cette maladie sont en sens inverse de la courbe des pluies, avec cette particularité normale que c'est trois semaines après une semaine pluvieuse qu'arrive l'abaissement de la mortalité. En d'autres termes, la pluie est une protection contre la variole en ce qu'elle abat les poussières varioligènes flottant dans l'air. Vidal, dans la même occasion, cita le fait de la contamination variolique, en 1865, des soldats d'infanterie logés en face de la salle des varioleux de l'hôpital Saint-André de Bordeaux et quoique séparés par une cour de 10 à 12 mètres de largeur.

Il y a du vrai dans la remarque de L. Colin que la propagation de la variole, au voisinage des hôpitaux

1. Bertillon. *Sur un mode de propagation de la variole et de la diphtérie* (*Revue d'Hygiène*, t. II, p. 385, 1880).

spéciaux, s'accomplit par étapes, et que la population des abords immédiats sert aussi à transmettre directement la maladie à des groupes plus distants. Mais les arguments négatifs, discutables en eux-mêmes, qu'il oppose à la véhiculation atmosphérique, dans son *Traité des maladies épidémiques*, ne sauraient prévaloir contre les observations positives. Que l'on fixe à 15 ou 20 mètres, comme L. Colin et Brouardel, à 30 mètres comme Collie, à 60, à 100 mètres, la distance nécessaire entre un hôpital de varioleux et les maisons voisines, cela n'a pas une importance considérable. L'essentiel est le fait principe, qui n'est plus discuté. Il est clair que, malgré l'abondance de pus virulent que peut fournir un varioleux, un coup de vent, qui a traversé la chambre du malade en soulevant une certaine quantité de germes varioliques, ne saurait les maintenir longtemps groupés et relativement nombreux ; s'il y avait, à l'origine, mille germes par litre, ces mille germes vont être dilués dans un mètre cube à quelques pas de distance ; et quand l'air aura parcouru 10 mètres, ils seront déjà éparpillés dans un volume gazeux tel qu'un homme pourrait traverser cette masse d'air sans en heurter aucun.

D'ailleurs, si les hôpitaux de varioleux sont encore dangereux dans l'intérieur des villes par le fait de la fréquentation dont ils sont l'objet de la part d'individus sains, c'est en raison de l'imprégnation virulente de l'atmosphère intérieure et du dépôt de poussières contaminantes sur toutes les surfaces, sur les vêtements des infirmiers, plus que par les contacts directs avec les malades. Tout porte à ne pas abuser de ces contacts, et il est par trop évident pour tout le monde que « cela se gagne ». Tandis que l'on ne se méfie pas de l'air.

Quel que soit le mécanisme du transport des poussières virulentes, le Dr Tripe (de Londres) constatait, en 1881, qu'au voisinage immédiat de l'hôpital spécial les décès par variole sont de 4,10 p. 1000 habitants, de 2,75 p. 1000 dans un rayon de 400 mètres, alors qu'ils ne sont que de 0,26 p. 1000 dans toute la population.

Ce sont ces conséquences qui ont soulevé les habitants de certains quartiers de Londres contre les *Small-pox-Hospitals* créés dans cette métropole par le *Local Government Board*[1], Homerton, Hampstead, Stockwall, Fulham Small-pox hospitals; insurrection qui s'est terminée, après de longs et coûteux procès, par l'abandon de ces hôpitaux spéciaux intra-urbains et l'appropriation de bateaux-hôpitaux à l'embouchure de la Tamise (*Atlas*, *Endymion*, *Castalia*), où les varioleux de la capitale sont transportés dans des voitures réservées à cet usage. Ce sont elles encore qui ont déterminé la ville de Paris, à la suite de la proposition de M. Vaillant au Conseil municipal (1er août 1884) et du rapport de M. Chautemps (1887), à adopter le principe de l'établissement de deux hôpitaux de varioleux dans la banlieue[2]. A New-York, le Small-pox hospital a été placé dans une île (G. Lagneau).

A la vérité, les habitants des communes voisines de l'hôpital des varioleux, situé près d'Aubervilliers et ouvert le 23 mai 1887, ont déjà protesté contre ce voisinage. On leur a donné de bonnes raisons pour prouver qu'ils avaient tort. Cependant, il y a des exemples.

En 1887-1888, une épidémie variolique frappa la ville de Sheffield et causa 6.088 cas, dont 680 mortels. Le Dr Barry, qui en a été l'historien, remarqua (selon une analyse que j'emprunte à E. Vallin) « que, dans un cercle de 4.000 pieds dont l'hôpital serait le centre, on put constater en quelques jours 12 fois plus de varioleux que dans le district tout entier ». Toutefois, cette transmission au voisinage de l'hôpital parut due

1. Voy. Vallin, *Les hôpitaux de varioleux à Londres* (*Revue d'Hygiène*, III, p. 273, 1881).

2. Vallin, *Les hôpitaux de contagieux à Paris* (*Rev. d'Hyg* IX, p. 353, 1887).

« beaucoup moins au transport direct des poussières et des germes varioleux par le vent qu'aux va-et-vient incessant des fournisseurs de l'hôpital et des amis et qui étaient d'ordinaire des habitants du quartier. En outre, quand on n'avait pas d'autre voiture sous la main, on se servait d'un simple fiacre pour transporter à l'hôpital des malades en pleine éruption ; aucune désinfection n'était faite et le cab reprenait sa place à la station des voitures[1] ». Et puis, il y a toujours un cabaret auprès de l'hôpital (Brouardel).

Le contage de la variole est donc très énergique et très tenace. On peut ajouter qu'il est extrêmement abondant, ne s'agit-il que d'un seul malade.

La variole est une maladie grave, il n'est guère besoin de le rappeler. Même aujourd'hui que la vaccination est très répandue, obligatoire ou non, on en meurt encore ou l'on en est défiguré.

Proust constate qu'à Rio-de-Janeiro, en 1887, la variole a causé 3.357 décès, soit 950 p. 100.000 habitants. A Milan, en 1886, il y a eu 1150 varioleux avec 202 décès ; en 1887, 2.122 malades et 442 décès. Pesth, en 1886, perd 368,7 habitants p. 100.000 par la variole ; Rome 134, 3 ; Gênes 153,8[2].

En France, au calcul de G. Lagneau, sur les 8.575.576 habitants des 195 principales villes, il est mort 8.788 personnes par variole, dans les trois années 1886-1888. En 1886, p. 100.000 habitants, Paris a 9 décès varioliques ; Reims 121,3 ; Marseille 545,3.

C'est beaucoup. Mais, sur les points du territoire où la vaccination est peu en honneur, la variole est encore un fléau meurtrier. Dans le département du Morbihan, où le rapport des vaccinations aux naissances est de

1. Barry, *Report on the epidemic of Small-pox at Sheffield during* 1887-1888 (*Reports to the Local government Board*, 1889).

2. Proust (A.), *Rapport sur la vaccine (Comité consult. d'hyg. publ. de France*, XIX, 1890, p. 175). — Voy. aussi : *Sur la vaccination obligatoire* (*Acad. méd.*, 20 janvier 1891).

20 0/0, les deux années 1888 et 1889, au rapport du Dr Fouquet, ont compté ensemble 6.340 cas de variole et 2.163 décès de cette origine (Brouardel).

En 1885, à Montréal (167.000 hab), il mourut 3.209 personnes de variole (Proust).

Il semblerait que la vaccination et la revaccination dussent être la seule et définitive prophylaxie de la variole, rendant inutiles désormais l'*isolement* des varioleux et la *désinfection* à la suite des cas de cette maladie. Malheureusement, les inoculations et réinoculations préventives, obligatoires dans certains pays d'Europe, ne le sont pas dans les voisins, et les relations internationales entretiennent la variole, même dans les Etats qui ont le mieux organisé la prophylaxie.

L'Empire allemand, où la vaccination est obligatoire, voit encore les provinces limitrophes de l'Autriche et de la Suisse recevoir le contage de leurs voisins, mal défendus. De même, l'armée française se protège contre la variole par une pratique énergique et rigoureuse de la vaccination et de la revaccination; mais, autour d'elle, la population civile est libre et, pour une portion, en profite pour n'être ni vaccinée ni revaccinée. Il en résulte que des épidémies naissent encore et règnent autour de la caserne ou dans les familles que les soldats fréquenteront à l'occasion d'une permission. Il est inévitable qu'il y ait quelques lacunes ou quelques fissures dans le blindage vaccinal des soldats. Quelques-uns, en très petit nombre, échappent à la revaccination; chez d'autres, l'opération n'a pas réussi pour quelque négligence d'exécution; ailleurs, la réceptivité était en retard. On comprend, dès lors, que les relations entre les soldats et la population soient encore dangereuses aux premiers, en temps de variole chez la seconde. Une épidémie variolique d'intensité modérée a régné à Lille, en 1891-1892. Les militaires qui ont participé aux atteintes du fléau, fort rares d'ailleurs, ont été des gendarmes, peu revaccinés mais très en rapport avec les groupes populaires dédaigneux de l'hygiène, des ordonnances, des recrues retardaires, arrivées au corps après les opérations générales de revaccination et n'ayant pas encore eu le temps de bénéficier des opérations de seconde main, qui reprennent en sous-ordre les réfractaires des premières.

D'ailleurs, même en admettant que toutes les nations d'Europe et d'Amérique aient adopté la vaccination et la revaccination obligatoires; en supposant même que ces opérations soient accomplies avec une exactitude et un soin irréprochables, il ne me paraît pas certain que la variole serait supprimée du coup. En effet, d'une part, la réceptivité d'un certain nombre d'individus reparaîtra toujours à un moment où l'on ne saurait s'en défier; d'autre part, la variole peut manquer entièrement pendant une série d'années et renaître un jour, on ne sait de quoi. Il est ordinaire, dans les observations modernes, que les cas naissent les uns des autres, et nous avons pris l'habitude de croire qu'un varioleux suppose toujours un premier malade. Mais en a-t-il été et en est-il toujours ainsi? qui sait si le virus variolique n'est pas originairement extérieur à l'homme?

J'en conclus qu'il faut, non seulement soustraire le terrain au fléau, c'est-à-dire vacciner et revacciner, mais encore poursuivre directement et détruire l'agent virulent partout où on le soupçonne, c'est-à-dire pratiquer la désinfection anti-variolique.

On désinfecte, en effet, partout, dans ces circonstances, à Paris, à Londres, Berlin, Bruxelles, Le Havre, Lille, etc.. ainsi qu'il résulte des renseignements fournis par Proust et par Brouardel, dans la discussion sur la *vaccination obligatoire*, à l'Académie de médecine, en 1891. Il paraît qu'à Newcastle-on-Tyne, on désinfecte encore « dans un appareil à air chaud ».

(Dr A. Vintras). Mais, sur le continent, on applique à la variole les procédés les plus énergiques, la vapeur chaude et les agents chimiques éprouvés. L'Assistance publique à Paris a fait un *Règlement sur le service intérieur de l'hôpital temporaire des varioleux*, qui est partout une organisation de la désinfection [1]. Vinay (de Lyon) a spécialement étudié le même objet [2]. La variole est inscrite, à côté du choléra, dans le Règlement de Berlin, parmi les maladies qui nécessitent *toujours* la désinfection.

D'après ce qui a été dit dans cet article, il est clair que ce sont les locaux, la literie, les linges, les effets, les objets ayant servi au malade ou qui se sont trouvés dans sa chambre pendant la maladie, qu'il faudra désinfecter. Les voitures de transport à l'hôpital sont comprises dans ces objets. Il sera inutile de s'occuper des excrétions.

La diphtérie. — La diphtérie relève d'un bacille étudié d'abord par Klebs, puis par Lœffler [3], qui, chose remarquable, n'y croyait qu'à demi. Ce sont des savants français, Roux et Yersin [4], élèves de Pasteur, qui ont établi définitivement la réalité du rôle du bacille de Klebs-Lœffler, dans les manifestations de la diphtérie vraie. Il existe, en effet, des diphtéries fausses, qui peuvent être graves, dans lesquelles on ne découvre autre chose qu'un streptocoque, voisin de celui de l'érysipèle, comme cela est arrivé à Prudden [5],

1. Voy. *Revue d'Hygiène*, IX, p. 797, 1887.
2. Vinay, *Prophylaxie et désinfection dans la variole* (*Lyon médical*, 3 juin 1888, p. 181).
3. Löffler (F.), *Untersuchungen über die Bedeutung der Mikroorganismen für die Entstehung der Diphtheria beim Menschen*. (*Mittheilungen aus dem K. Gesundheitsamte*, II, p. 421, 1884.)
4. Roux (E.) et Yersin (A.), *Contribution à l'étude de la diphtérie*. (*Annales de l'Institut Pasteur*, II, 1888, p. 629.)
5. Prudden (T. Mitchell), *Sur l'étiologie de la diphtérie*. (*American Journal of the medical sciences*, New-York, 1889.)

et des angines pseudo-diphtéritiques de la scarlatine, desquelles Wurtz et Bourges[1], ont isolé un streptocoque constant et deux staphylocoques, parmi lesquels *staphylococcus pyogenes aureus*, plus ou moins fréquents.

Toutes ces diphtéries étant capables de causer des morts et, d'ailleurs, de se propager par contagion, il n'est peut-être pas nécessaire que la désinfection cherche à les distinguer. On ne risque rien de désinfecter après l'angine scarlatineuse, puisque, en dehors du streptocoque, il y a lieu de poursuivre l'agent infectieux de la scarlatine. Quant au streptocoque lui-même, il en existe une variété douée d'un pouvoir très virulent, que Grancher a particulièrement mis en lumière[2], et qui, d'après cet auteur aurait la propriété de rendre *infectieuse*, parce qu'il pénètre dans le sang, la diphtérie du bacille de Klebs-Lœffler, qui n'est par elle-même que *toxique*. Ces deux micro-organismes semblent, d'ailleurs, se favoriser mutuellement. Ce qui me porte à penser qu'en annulant le streptocoque seul ou associé déjà au bacille diphtérique, on supprime d'abord une collaboration redoutable, réalisée ou toute prête à l'être.

Pourtant, si le diagnostic de nature est nécessaire, les travaux de Roux et Yersin ont indiqué le moyen, assez praticable, de reconnaître le bacille diphtéritique, c'est l'ensemencement sur sérum[3].

A vrai dire, le dernier mémoire de ces deux savants a révélé des faits aussi inquiétants pour l'épidémiologie qu'ils sont curieux et instructifs en histoire naturelle microbiologique ; à savoir, l'existence très com-

1. Wurtz (R.) et Bourges (H.), *Recherches bactériologiques sur l'angine pseudo-diphtérique de la scarlatine*. (*Archives de médecine expérimentale*, t. II, p. 341, 1890.)

2. Barbier (H.), *De quelques associations microbiennes dans la diphtérie*. (*Archives de méd. expérim.*, t. III, p. 1891, p. 361.)

3. Roux (E.) et Yersin (A.), *Contribution à l'étude de la diphtérie*, 3e mémoire (*Annal. de l'Institut Pasteur*, 1890, p. 385).

mune dans la bouche des enfants, même en dehors de toute épidémie diphtéritique, d'un bacille qu'ils appellent encore « pseudo-diphtéritique, » parce qu'il est inoffensif, mais qui ressemble exactement, sauf cela, au premier; puis, la possibilité de faire passer le bacille diphtérique vrai le plus virulent par tous les degrés d'atténuation jusqu'à celui auquel il n'est pas plus offensif que le pseudo-diphtéritique. Dans les fausses membranes diphtéritiques, à côté du bacille très actif, on trouve un bacille presque identique au premier, mais qui n'a à peu près aucune action nocive sur les animaux. Peut-être n'est-ce qu'une forme atténuée du diphtérique virulent, — ou n'est-ce que le pseudo-diphtéritique, dont un certain nombre d'individus n'ont pu s'élever à la virulence. — Les auteurs n'ont pu faire reprendre au diphtéritique atténué le chemin inverse, c'est-à-dire le ramener à la virulence, ce qui est assurément plus difficile que l'atténuation ; ils ont également échoué dans la tentative de faire acquérir au pseudo-diphtéritique des propriétés virulentes. Mais ils ne mettent point en doute que la nature ne dispose souvent des conditions favorables qui manquent au laboratoire. L'angine rubéolique est une de ces conditions et l'on peut rencontrer, dans les différentes sortes d'angines tous les intermédiaires entre ce bacille inoffensif et le bacille le plus virulent.

La conclusion semblerait devoir être que la désinfection doit s'exécuter bien plus largement encore qu'on ne le fait jusqu'ici, et que la plupart des angines réclameraient ce traitement consécutif. Je ne verrais, pour ma part, aucun inconvénient sérieux à ce qu'il en fût ainsi. Cependant, j'admets volontiers que l'on se borne à désinfecter dans les cas où le mal de gorge a révélé des caractères de malignité et toutes les fois qu'il règne une épidémie de diphtérie, pendant laquelle tous les maux de gorge deviennent suspects.

La bacille diphtérique, qui est essentiellement à la surface de la fausse membrane, disparaît d'ordinaire en même temps que celle-ci. Cependant, il n'est pas rare de la retrouver encore dans la salive, 3, 11 et même 14 jours après. On ne lui signale, cependant, qu'une « illusion de spores » (Roux-Yersin).

Ce qu'il a de remarquable, c'est la persistance de sa vitalité pendant longtemps sur tous les objets qui le portent et même à l'état sec. Des fausses membranes ont encore pu ensemencer le sérum après cinq mois de dessiccation. Ainsi que pour d'autres bacilles, les alternances de siccité et d'humectation lui sont beaucoup plus funestes que la dessiccation parfaite et continue. A l'état humide, l'action de l'oxygène de l'air le tue en quelques jours.

La dessiccation n'est pas plus meurtrière au streptocoque de Prudden qu'au bacille de Klebs-Lœffler.

L'observation naturelle confirme absolument les donnees du laboratoire sur la longue vitalité du bacille diphtérique. La diphtérie est une des maladies qui se propagent le plus visiblement à la faveur des relations humaines. Il s'agit le plus souvent de contacts immédiats ou médiats, les effets, le linge, la literie, les ustensiles, sont les intermédiaires les plus habituels entre le malade et les individus sains. Les médecins, les infirmiers ou infirmières, les personnes qui soignent le patient peuvent également transporter le germe sans être malades eux-mêmes.

Il est probablement rare que la diphtérie se propage par l'air. Cependant, rien ne s'oppose assurément à ce que ce mécanisme de diffusion épidémique n'entre quelquefois en jeu. Du moment que le bacille diphtérigène reste vivant dans la fausse membrane desséchée, il suffit que celle-ci se fragmente, se désagrège et donne des poussières, pour que la véhiculation aérienne puisse se réaliser. On remarquera sans peine que les produits diphtéritiques frais et humides, — ceux qui ne sont pas transportés par l'air, — ont besoin d'être portés dans la bouche de l'individu sain directement, par ses propres mains ou par des ustensiles qui se mettent naturellement en contact avec les lèvres, des verres, des cuillers ou des fourchettes, ayant servi à un diphtéritique, et non stérilisés ensuite. Ce mécanisme est, à coup sûr, très réalisable et a souvent son effet. Mais, en somme, il semble avoir des limites forcées. Si bien qu'on est ramené à penser que les personnes sur les vêtements desquelles se sont desséchés des produits diphtéritiques, les objets quelconques qui en ont été atteints, s'enveloppent d'une atmosphère, assurément de peu de profondeur, dans laquelle les mouvements, les chocs divers, la trépidation que les allées et venues impriment aux planchers et aux meubles, mettent des molécules contagionnantes. Les individus qui pénètrent dans cette atmosphère sont en danger et il est probable que c'est ainsi, le plus souvent, à courte distance, que l'air transmet le microbe de la diphtérie.

La longue persistance de la virulence diphtéritique, dans les locaux qui ont une fois abrité des malades, a été de nouveau reconnue au Congrès d'hygiène de Paris, en 1889, par Thoinot, G. Pouchet, Le Roy des Barres[1]. Ce dernier, médecin de la Maison de la Légion-d'honneur, à Saint-Denis, a rappelé que, le 7 juillet 1881, une épidémie de diphtérie ayant éclaté dans l'établissement, les élèves furent rendues à leurs familles dès le 11 juillet. Les mesures de désinfection (lavage des murs, des parquets, flambage des parois, passage à l'étuve des matelas, etc.), furent aussitôt exécutées. Cependant, au mois de novembre 1881, c'est-à-dire quatre mois après le dernier cas de diphtérie observé dans la maison, une nouvelle épidémie se développait et, pour la seconde fois, la

1. Voy. *Congrès internat. d'Hygiène*. Compte rendu. Paris, 1890, p. 559.

Maison de la Légion-d'honneur devait être évacuée.

Faisons remarquer que cette reprise de l'épidémie ne prouve pas l'inefficacité de la désinfection, mais seulement l'impuissance des procédés en usage à cette époque, lesquels étaient bien inférieurs à ceux dont nous disposons aujourd'hui.

Sevestre[1] a cité un cas de contamination diphtérique par des vêtements au bout de deux années.

Je relèverai encore, à cause de la haute compétence de leurs auteurs en microbiologie, les deux faits communiqués par Nocard à Grancher. Voici le premier : Un enfant meurt de diphtérie dans une ferme ; son berceau est, après son décès, relégué dans un grenier. Un deuxième enfant revient de nourrice au bout de plusieurs mois, on le met dans le meme berceau, et il meurt de diphtérie. Dans le deuxième fait, un enfant meurt de diphtérie ; par un sentiment de piété maternelle bien compréhensible, sa chambre est laissée telle qu'elle était au moment de sa mort. Dix-huit mois ou deux ans après, un jeune frère demande à l'occuper ; on l'y autorise ; il y prend à son tour la diphtérie et il en meurt. L'enquête rigoureuse qui a été faite dans les deux cas ne permit pas de trouver d'autres causes que la longue persistance des germes.

Enfin, dans la même occasion, le Dr Hauser (de Madrid) cita : 1° des maisons où les parents, à l'apparition du premier cas, ont fait sortir tous les enfants et, après la mort, abandonnèrent eux-mêmes l'appartement. La maison fut fumiguée, ventilée, et resta abandonnée pendant 15 ou 20 jours. Mais lorsque parents et enfants survivants furent rentrés, il ne s'écoula pas huit jours qu'un nouveau cas se fût déclaré, avec le même caractère toxique que la première fois ; 2° des maisons, au nombre de neuf,

1. *Progrès médical*, 1889.

dans lesquelles il y a eu trois ou quatre cas suivis de mort dans l'espace de 1, 2, 3 ans, avec un intervalle de 3, 6, 9 mois et jusqu'à un an, et à des étages différents, habités par des familles distinctes.

Le Dr Bard (de Lyon), à qui l'on doit un remarquable travail[1] sur l'épidémie d'Oullins, frappé, dans cette circonstance, comme c'est naturel, de la fréquence des cas de contagion directe et précoce, c'est-à-dire par les produits frais de la diphtérie, est tenté de réduire l'importance de la propagation, qu'il ne nie point toutefois, par contagion médiate, retardée et à distance. Cela prouve que la contagion directe est, en effet, le mécanisme le plus actif et le plus redoutable *pendant le règne d'une épidémie*; c'est le lien qui réunit la plupart des cas de cette épidémie les uns aux autres. Aussi l'auteur peut-il en conclure avec quelque légitimité que, dans ces circonstances, il faut se défendre d'abord contre le malade et poursuivre incessamment l'agent diphtérigène dans les produits frais, sur les objets, linges, vêtements souillés. Mais il n'en reste pas moins que la contagion médiate, retardée, est souvent le lien qui réunit une épidémie à une autre, voire à de grands intervalles de temps et de lieu. Cela justifie amplement la désinfection des locaux, à la guérison ou après la mort du malade, et le passage à l'étuve de sa literie, de son linge, de ses effets, ce à quoi Bard donne spécialement le titre de *désinfection*, faisant à tort une distinction entre les opérations finales et la lutte de chaque instant contre les produits contagifères, laquelle est aussi, au premier chef, la désinfection. Seulement, celle-ci ne peut être que privée; l'autre se prête mieux à recevoir le caractère d'institution publique.

1. Bard (L.), *De la propagation et de la prophylaxie des épidémies de diphtérie. Relation de l'épidémie d'Oullins* (*Lyon médical*, 1889).

Il importe de noter la présence, relevée par Barbier, du bacille diphtérique dans le *jetage*, alors que l'examen du nez ne montre que de la rougeur. « Elle prouve que le danger de la contagion ne réside pas seulement dans la fausse membrane, mais que les compresses, les mouchoirs, tous les linges qui peuvent être souillés par le jetage sont des objets de transmission aussi redoutables[1]. »

La diphtérie est une maladie très grave, actuellement très répandue dans les villes et à la campagne, en tous pays, et qui semble gagner encore du terrain de jour en jour, soit qu'elle apparaisse dans des localités où elle était inconnue jusqu'alors, soit qu'elle frappe des coups plus nombreux sur des points où elle existait depuis longtemps.

La Prusse, d'après Kalischer, a perdu, dans les 12 années de 1875 à 1887, 539.901 individus de diphtérie, soit environ 45.000 par an et, en moyenne 165, pour 100.000 habitants. La proportion est très au-dessus de la moyenne en Poméranie, dans la Prusse orientale et la Prusse occidentale. La mortalité est plus forte dans les six dernières années de la période et dépasse de 50.000 décès le chiffre mortuaire des six premières. En 1880, il y a 36.229 décès ; en 1886, 55.033. La mortalité a été plus considérable à la campagne que dans les villes[2]. A Berlin même, dans les trois années 1886 à 1888, il y a 15.817 cas et 3.857 décès (Pistor).

En France, Bergeron[3] constate que, pour les trois années 1886 à 1888, les 195 villes qui adressent au ministère de l'intérieur leur statistique mortuaire ont compté 16.247 décès diphtéritiques, 1.130 de plus

1. Barbier, *loc. cit.*, p. 378.

2. Kalischer (A.), *Die Verbreitung von Diptherie und Croup in Preussen in den Jahren* 1875 *bis* 1887 (*D. medic. Zeitung*. Berlin, 1890, t. XI, p. 897).

3. Bergeron (J.), *Propagation et prophylaxie de la diphtérie* (*Congrès internat. d'hyg. de Londres en* 1891. — *Revue d'Hygiène*, XIII, p. 687, 1891).

que par la fièvre typhoïde. La léthalité diphtérique, depuis quinze à vingt ans, atteint des chiffres de plus en plus élevés, à Paris, à Marseille, à Lyon, à Bordeaux. Lille, qui connaissait à peine la diphtérie, il y a quinze ans, a eu 123 décès de cette cause en 1889, 102 en 1890 (Pilat).

Si l'on en juge par le rapport du chiffre des décès à celui des cas entrés dans les hôpitaux de Paris, la léthalité de la diphtérie est d'au moins 1 décès sur 2 malades.

D'après la statistique de Janssens (de Bruxelles), les villes étrangères sont généralement plus éprouvées encore que nos cités.

Mortalité par diphtérie (Janssens).

Villes des Etats-Unis........	14,6	décès p. 10.000 hab.
— d'Austro-Hongrie.....	11,6	—
— d'Espagne..........	11,2	—
— de Russie............	11,0	—
— des pays scandinaves..	11,0	—
— d'Allemagne.........	10,1	—
— de France...........	8,4	—
— d'Italie..............	7,9	—
— de Suisse............	5,9	—
— des Pays-Bas.........	5,3	—
— de Belgique.........	4,4	—
— des Iles Britanniques.	4,1	—

Une seule ville s'est trouvée, dont le représentant au Congrès de Londres (1891) a pu affirmer que la loi d'augment de la diphtérie ne se vérifiait pas chez elle. C'est le Havre. De 1880 à 1884, dit le Dr Gibert, il y avait eu au Havre 621 décès, dus à la diphtérie, soit une moyenne de 124 par an. En 1884, sous l'impulsion du Dr Launay, directeur du bureau d'hygiène de cette ville, une brigade sanitaire commença d'une manière scientifique et poursuivit avec ténacité la désinfection des logements infectés de diphtérie. Les résultats de cette campagne ont été que, pour les cinq années qui ont suivi l'établissement de la brigade de désinfection, la mortalité par diphtérie ne fut que de 3 '3, c'est-à-dire près de moitié moins que dans la période précédente. Il faut ajouter que les décès ont suivi une échelle décroissante. Ils furent encore 96 la première année ; il n'y en a plus que 41 en 1889.

A Berlin également, les décès diphtéritiques vont en diminuant : 1.535 en 1886 : 1 304 en 1887 ; 1.018 en 1888.

Voilà des témoignages importants en faveur de la désinfection vis-à-vis de la diphtérie. Peut-être pourrait-on faire remarquer aussi que, dans les hôpitaux de Paris, la mortalité diphtéritique reste stationnaire depuis quelque temps et même diminue. En 1888, 1.249 décès ; en 1889, 1.149; en 1890, 1.118. C'est déjà quelque chose qu'une économie de 131 existences. Or, parmi les mesures de prophylaxie générale ou particulière qui ont été instituées à Paris dans ces derniers temps, il faut certainement mettre en première ligne la désinfection publique, spécialement à l'égard de la diphtérie, sans parler de celle qui se fait dans les hôpitaux et adopte, de jour en jour, des procédés plus éclairés et plus rigoureux. Turin [1], de 1884 à 1891 a eu, en moyenne 208 décès par an de croup et diphtérie. Mais le chiffre était, en 1884, de 239 p. 264.000 habitants; il est de 157 en 1891 p. 320 000 habitants.

D'ailleurs, bien qu'il y ait encore, çà et là, quelques variantes dans les opinions ; que l'idée de la provenance *aviaire* de la diphtérie pousse les uns à viser particulièrement l'éloignement des fumiers; que l'hypothèse de l'origine fécale, celle de la conservation du germe diphtéritique dans le sol pollué, l'influence de l'humidité, portent quelques autres à rechercher

1. *Relazione della Commissione nominata dalla R. Società d'Igiene per lo studio dei provedimenti contro la diffusione delle malattie infettive in Torino*, 1892.

des modes d'assainissement très bons, mais qui ne sont qu'une prophylaxie indirecte, il n'est pas moins admis partout que la diphtérie est une maladie pour laquelle la désinfection est de rigueur dans tous les cas. Et l'on désinfecte, à son occasion, à Paris, à Berlin, en Angleterre, en Amérique. Il n'y a de différences que dans les procédés.

Le typhus exanthématique. — L'Europe nord-orientale compte encore le typhus exanthématique (*Flecktyphus*) parmi les maladies qui procèdent par bouffées épidémiques et doivent être inscrites parmi les causes les plus importantes de la mortalité. Il se passe, à cet égard, en Russie, des choses sur lesquelles nous sommes très peu renseignés. Mais nous savons que les provinces allemandes limitrophes de la Russie étaient encore, naguère, très éprouvées par ce fléau, particulièrement les cercles de Thorn, Schroda, Posen-Ville, Beuthen, Danzig-Ville, Jnowrazlaw, Kœnigsberg. Les recherches de Simon [1], qui s'arrêtent à 1883, indiquent une mortalité supérieure à 10 p. 1000 vivants, dans chacun de ces cercles, pour la période de 8 années de 1876 à 1883. A mesure que l'on s'éloigne de la frontière russe, la fréquence du typhus diminue ; cependant, il y en a dans presque tout l'empire allemand, y compris Berlin. La léthalité typhique est, d'ailleurs, de 16 à 20 0/0 des malades.

Il semble que, pour le moment, le typhus soit entré dans une période d'accalmie, en Allemagne. Au moins, n'en parle-t-on guère. Mais il persiste dans la zone Slave de la monarchie Austro-Hongroise. Obtulowicz [2], relevant 58,505 décès *par maladies*

1. SIMON (H.). *Der Flecktyphus in seiner hygienischen und Sanitätspolizeilichen Bedeutung* (*D. Vierteljahrsschrift f. öff. Gesundheitspflrg*, t. XX, p. 472, 1888).
2 *Przeglad lekarski*, 1888, nos 35 et suiv.

typhiques, en Galicie orientale, de 1879 à 1885, estime que 50 0/0 de ces décès sont dus au typhus exanthématique. La maladie serait surtout importée de la Haute-Hongrie ou de la Bukovine. En Bohême, la seule année 1888 en a vu, à Prague, au moins 400 cas, dont 45 mortels (Hlava). — Les Tchèques sont encore des Slaves.

Le typhus n'a pas cessé d'être le fléau traditionnel de l'Irlande.

En 1868, à la faveur de conditions d'hygiène, et spécialement d'hygiène alimentaire, qui rappellent beaucoup celles dans lesquelles avait éclaté, en 1848 et 1868, les typhus de Silésie, étudiés par Virchow, et les typhus d'Irlande, racontés par Graves et Murchison, l'Algérie connut une effroyable épidémie de typhus, dont j'ai été l'un des témoins et des plus humbles historiens [1]. Depuis lors, quoiqu'il y ait encore des soupçons à l'égard de Constantine (E. Richard, 1881-1882), le silence s'est fait sur le typhus algérien et il semble que le typhus abdominal, d'ailleurs singulièrement prospère dans le pays, y soit aujourd'hui de beaucoup le principal représentant de cette néfaste famille.

Mais l'exanthématique ne nous est pas devenu, pour cela, absolument étranger. Nous le conservons en terre européenne dans notre Bretagne, comme le prouvent, après le typhus de Riantec en 1870-1871 (Gillet), les multiples épidémies des environs de Brest de 1872 à 1873 (Gestin), l'épidémie de l'île de Molène en 1878 (Gestin), celle de Plouhinec en 1879, et enfin l'épidémie contemporaine de l'île Tudy, canton de Pont-l'Abbé (Finistère), en 1891. Malgré les douze ans qui séparent celle-ci de la dernière observée dans le

1. Arnould (J.), *Origines et affinités du typhus*, d'après l'épidémie algérienne de 1868 (*Gazette médicale de Paris*, 1869-1870). — Famine (fièvre de). *In Dictionn. encyclopéd. des Scienc. médic.*, IVe série, t. I, 1877.

pays, Thoinot [1] la rattache, sans doute avec raison, à l'endémicité typhique en Bretagne.

Le typhus tacheté est assez visiblement une maladie infectieuse pour qu'on puisse légitimement lui supposer un microbe spécial. On n'a pas encore recherché beaucoup cet organisme. A l'occasion du typhus de Prague, Hlava [2] examina 23 fois le sang des cadavres et, dans des cas plus rares, le sang des malades encore en vie, l'urine, les concrétions épidermiques. Il aurait trouvé, dans le sang, un bacille spécifique, qu'il qualifie de *streptobacille*, qui n'existe pas dans les organes et dont les cultures pures, injectées à des lapins, provoquent chez ces animaux une maladie fébrile, différente toutefois, par les symptômes, du typhus humain. — S. Levaschew [3] aurait reconnu, dans le sang encore, des spirilles qu'il propose d'appeler *spirochaete exanthematica*. — Enfin, à l'occasion du typhus de l'île Tudy, Thoinot et Calmette [4] ont observé constamment, dans le sang obtenu par piqûre du doigt, une quantité innombrable de micro-organismes de 1 à 2 μ, présentant des prolongements de 3, 5 à 10 μ de longueur, qui serpentent dans le liquide à la façon des spirochètes de la fièvre récurrente. D'après la description, ce microbe serait le même que celui de Levaschew.

L'avenir dira si tel est, en effet, le moteur du typhus. Reste à savoir, à notre point de vue, quel produit issu du malade porte l'agent pathogène. Nous savons, dans tous les cas, que le typhus est contagieux et même que sa contagiosité est d'une extrême énergie.

1. *Le typhus exanthématique de l'île Tudy* (*Comité consult. d'hyg. publ. de France*, 1891).
2. *Sbornik lekarski*, 1889, et *Medic. Neuigkeiten*, n° 49, 1889.
3. *Ueber die Mikroorganismen des Flecktyphus* (*Deut. med Wochenschrift*, n° 13, 1892).
4. *Note sur quelques examens du sang dans le typhus exanthématique* (*Annales de l'Institut Pasteur*, 1892, p. 39).

Il m'avait semblé, en 1868, ainsi qu'à J. Périer, à Leplat, à I. Guillemin, que le typhus se prenait plus aisément aux groupes faméliques qu'aux typhiques eux-mêmes ; mais il est possible que les faméliques aient été plus fortement imprégnés de typhus que leurs économies, dépourvues de toute réaction, ne pouvaient le manifester. Le fait est que, partout ailleurs, la misère, la faim, la nullité de l'hygiène, ont paru favoriser singulièrement la diffusion du typhus (Virchow, Pistor, Simon, Robinski, Thoinot, etc.).

Selon Robinski, le typhus de Tylitz ne se serait jamais développé que par contagion ; mais pour être accessible à celle-ci, il fallait avoir fait usage d'une certaine eau stagnante, voisine de la localité, qui ne renfermait pas, d'ailleurs, le germe typhique.

Hlava et Thoinot déclarent que le typhus observé par eux « s'est transmis par contact direct » et que l'air ni l'eau ne leur ont paru des agents de transmission. Pour l'eau, il peut être inscrit comme certain que ce véhicule, défavorable à tous les microbes pathogènes, est celui qui porte le plus rarement le typhus. C'est autre chose en ce qui concerne l'air ; l'observation négative des deux auteurs précités ne saurait rien ôter à ce milieu de son aptitude à véhiculer à courte distance un germe qui n'a pas de rapports avec le tube digestif, qui semblerait plutôt obligé de traverser les voies aériennes pour pénétrer dans le sang (Hlava) et qui, finalement, doit avoir souvent la forme pulvérulente ou être mêlé à des poussières sèches, si l'on en juge par la longue durée de sa conservation spontanée, laquelle explique précisément la réviviscence épidémique du typhus dans les contrées où il est endémique. Nous avons par devers nous des souvenirs qui ne permettent guère de douter que la véhiculation aérienne ne se réalise quelquefois. Les médecins d'Algérie en 1868 en ont de pareils.

Il est difficile qu'il n'en soit pas ainsi d'une maladie

infectieuse que Virchow peu, contagioniste cependant, pour le cas actuel, a lui-même qualifiée de « *Verkehrs-krankheit* » (maladie des relations humaines). Aussi, Simon ajoute-t-il : « Le principal rôle (dans la diffusion du typhus) est exercé par les vagabonds et par les petites auberges. D'une part, le fait de passer la nuit avec des compagnons ouvriers en voyage, avec des vagabonds, dans des chambres étroites, sales, mal ventilées, est une porte grande ouverte à la propagation du typhus ; d'autre part, les zones de territoire où existent ces habitudes sont en proie à la malpropreté et à l'insalubrité et sont le meilleur terrain qu'on puisse imaginer pour l'entretenir. Les premiers cas qui se montrèrent chez les habitants de la plupart des villages atteints, dans la Prusse orientale, venaient des petites auberges (*Krügen*)... Les individus sains peuvent répandre le contage ; souvent, des enfants, provenant de maisons infectées, sans être malades eux-mêmes, ont apporté le typhus à l'école qu'ils fréquentaient. Kanzow rapporte que des personnes ont été atteintes de la maladie pour avoir battu les effets de typhiques. »

L'observation suivante est très importante, au point de vue qui nous occupe ici. Nous en possédons de pareilles; mais, pour faire acte d'impartialité, nous empruntons celle de l'auteur Allemand : « Le poison morbide semble se fixer, avec une grande force d'adhérence, aux meubles et aux parois des locaux. Une désinfection à fond, le grattage des murs, suivi de l'application d'un nouvel enduit, ne donnent pas une sécurité absolue (Pistor). Au témoignage de Müller, dans la Prusse orientale, une habitation avait été abandonnée pour cause de typhus ; elle resta inoccupée pendant près de deux mois, la chambre où il y avait eu des malades fut lavée à deux reprises, aérée, blanchie à nouveau ; néanmoins, lorsque la famille y entra, les personnes qui la composaient furent prises de typhus l'une après l'autre, dans l'ordre que leur lit occupait par rapport à la paroi. Les maçons qui avaient gratté et reblanchi les murs et désinfecté la chambre des malades furent atteints à leur tour. »

On réclame donc, partout où le typhus est endémique, une désinfection rationnelle, c'est-à-dire très énergique, très étendue, comprenant les locaux, les objets qu'ils renferment, la literie, le linge, les vêtements et, dans la limite du possible, les personnes (Simon). Le typhus exanthématique et le typhus à rechutes sont l'un et l'autre inscrits parmi les maladies à l'occasion desquelles la désinfection est toujours obligatoire, dans l'ordonnance de police du 7 février 1887, à Berlin.

Le typhus à rechutes. – Le typhus à rechutes ou fièvre récurrente *(Rückfalltyphus, relapsing fever)* est encore une maladie très grave et meurtrière en Russie, dans les provinces orientales de l'empire Allemand, dans le Royaume-Uni de Grande Bretagne et d'Irlande; c'est-à-dire dans les mêmes zones où règne le typhus exanthématique, auquel il s'associe très ordinairement. Il naît et se développe, du reste, dans les mêmes conditions générales d'hygiène, comme nous l'avons observé personnellement [1], sans avoir de rapports beaucoup plus directs avec la famine, contrairement à ce que Murchison, avec quelque parti-pris Anglais, a voulu indiquer par la désignation de « relapsing *or famine* fever. »

Cette maladie est très contagieuse. Elle est la première maladie humaine à qui l'on ait reconnu un *contagium animatum*. Cette découverte est due à Obermeier (1868-1873), qui, en même temps qu'il annonçait la présence, dans le sang des malades pendant les accès, des *spirochètes* qui portent son nom, faisait

1. Arnould (J.), *Du typhus à rechutes*. Épidémie observée au pénitencier d'Aïn-el-Bey. (*Archives gén. de méd.* 1867.)

connaître que ce parasite peut exister dans les milieux extérieurs et spécialement dans l'eau.

Pourtant, si l'infection se fait quelquefois par l'eau, il est apparent que, la plupart du temps, le transport du typhus à rechutes se fait par voie sèche, d'un malade à l'individu sain, directement ou par l'intermédiaire des objets qui ont été à l'usage du premier. « Peu de maladies infectieuses, dit E. Richard[1], font des épidémies aussi nettement limitées à une maison, à une chambre, que la fièvre récurrente ; ordinairement, quand dans une famille un membre est atteint, un second, parfois un troisième, tombent malades ; on a vu jusqu'à six cas dans la même famille. Les infirmiers sont exposés à contracter la maladie, les internes moins que les infirmiers, mais plus que les chefs de service, les risques diminuant comme l'étroitesse des rapports entretenus avec les malades. Dans les épidémies de Breslau, de Berlin, on a pu suivre fréquemment la filiation des cas de maison en maison, d'auberge en auberge. L'importation et la dissémination ont pour agents attitrés les vagabonds, les rôdeurs, les mendiants... En 1865, le typhus récurrent fut pour la première fois importé en Finlande par un navire de guerre chargé de recrues. La propagation est favorisée par les allées et venues et gagne les quartiers ouvriers ; les classes aisées sont constamment respectées. Les effets de couchage, le linge, tous les objets à usage ayant servi aux malades, sont des véhicules du contage. »

On ne connaît, toutefois, pas le degré de résistance des spores des spirilles à la chaleur (Lœffler).

Bien que le typhus à rechutes n'entraîne guère qu'une mortalité de 6 pour 100 malades, il ne laisse pas que d'être très lourd à la statistique obituaire des pays qui l'entretiennent, à cause de sa grande exten-

1. Richard (E.), *Typhus* (*Nouv. dictionn. de méd. et de chir. prat.* 1885).

sion dans les classes disgraciées et négligentes de la population, qui sont comme le théâtre normal de ses méfaits. Il légitime donc l'assimilation qui en est faite au typhus exanthématique, au point de vue de la désinfection, de même que les données acquises à l'égard des objets qui récèlent le contage indiquent les points sur lesquels doivent porter les efforts prophylactiques et font pressentir ce que l'on peut en attendre.

La scarlatine. — La nature de cette affection lui aurait valu une place à côté de la variole, si ses droits à une désinfection régulière et constante n'étaient discutables et, en effet, contestés sur divers points.

On ne connaît pas plus le microbe de la scarlatine que celui de la variole. Ce n'est pas qu'on ne l'ait point cherché ni qu'on n'ait trouvé un assez grand nombre de schizomycètes dans les organes ou dans le sang des scarlatineux. Escherich, qui a fait l'historique de ces recherches, cite Hallier, Hofmann, Tschamer, Klebs, Pohl-Pincus, Crooke, Lœffler, Frænkel et Freudenberg, et en conclut que les efforts faits pour déterminer le champignon spécifique de la scarlatine sont restés stériles jusqu'ici [1]. Les nombreux microbes décrits se rencontrent à coup sûr chez les scarlatineux, mais n'ont de rapport qu'avec les complications de la maladie.

Les bactériologistes Anglais, cependant, ne se le tiennent pas pour dit. Klein, ayant observé, en novembre 1885, un certain nombre de cas de scarlatine à Marylebone, chez des familles qui prenaient leur lait à la métairie de Hendon, constata que les vaches de cette métairie souffraient d'une maladie de la mamelle. Cette maladie lui parut être la scarlatine de la

1. Escherich (Th.), *Die im Blute und den Organen Scharlachkranker gefundenen Mikroorganismen* (*Centr. blatt f. Bakteriol. und Parasitenkunde*. I., p. 381, 1887.

vache, venue de la scarlatine humaine et susceptible de retourner à l'homme[1]. Power partagea cette manière de voir. Malgré les protestations de Thin, Klein fit connaître que l'éruption constatée par lui sur le pis de la vache était due à un microbe, qu'il déclare le moteur de la scarlatine, *micrococcus scarlatinæ*. C'est encore l'opinion que le même savant soutint au Congrès international d'Hygiène de Londres, en 1891 ; sans le moindre succès, d'ailleurs. Le professeur Crookshank qui, déjà en 1887[2], avait déclaré que l'éruption vue par Klein sur le pis des vaches était du *cow-pox*, renouvela sa contradiction et réunit l'assentiment général, sauf, bien entendu, la voix de Klein.

Jamieson et Edington ont encore décrit un *bacillus scarlatinæ*, découvert par eux pendant une épidémie à Édimbourg. Illingworth (1887) signale un autre microbe, muni d'un noyau, qu'il a trouvé sur la muqueuse du pharynx d'un scarlatineux. Marie Raschkin[3], dans 22 cas de scarlatine compliquée, a obtenu du pus, du sang, des organes, un streptocoque, voisin du *streptococcus pyogenes ;* elle ne trouva jamais cet organisme dans la peau et ne le reconnut que rarement dans l'exfoliation épidermique. Babès est porté à croire que le microbe de la scarlatine est un streptocoque ; mais rien ne l'a démontré[4].

D'Espine et Marignac (de Genève) ont trouvé dans le sang du doigt d'un scarlatineux, au second jour de l'éruption, un microbe qui leur semble morphologiquement et biologiquement se distinguer de tous les autres streptocoques, vulgaires ou pathogènes[5].

1. Voy. *XV. Annual Report of the local Governement Board* et *Sanitary Record*, 15 juillet 1886, p. 11.
2. *British med. Journal*, 1887, 31 décemb. p. 1131.
3. Raschkin (M.), *Zur Frage über die Aetiologie des Scharlachs (Centr. blatt für Bacteriologie*, 1889. N° 13).
4. Babès, *Bacteriologische Untersuchungen über septische Processe in Kindesalter*. Leipzig, 1888.
5. *Acad. med.*, 7 juin 1892.

Ce « streptocoque de la scarlatine » aura-t-il un meilleur sort que ses devanciers ?

Pour être inconnu dans sa nature, le principe infectieux de la scarlatine n'en est pas moins subtil et tenace. La science fourmille de faits démontrant non seulement que le malade est dangereux au contact, mais que ses effets, sa literie, son atmosphère, peuvent renfermer le germe de la maladie et le répandre. On en observe de ce genre à chaque épidémie.

Le 14 mars 1882, le Dr Roder, de Pottenstein (Bavière), localité sans scarlatine à ce moment, visita la famille d'un facteur de la poste où cette maladie venait de se déclarer. Le 20 mars, trois enfants de ce médecin ont simultanément la scarlatine. Ce jour-là, le même Dr Roder fait une visite au médecin cantonal à Pegnitz ; cinq jours plus tard, la scarlatine apparaît chez le fils de celui-ci. Le « *physicus* » Flecklen, du cercle de Cologne, rapporte (1887) des faits analogues.

Dans son étude sur les épidémies de scarlatine qui ont régné en Norvège de 1852 à 1878 [1], Johannesen établit que la contagion s'exerce d'abord par le malade lui-même, puis par les objets qui ont été en contact avec lui. Whitla [2] dénonce comme propagateurs du contage le malade, les objets qui se sont trouvés dans sa chambre, les tiers indemnes, les aliments et les objets à usage, quand ces objets sont en contact avec des individus à la période de desquamation. Selon lui, l'air expiré des scarlatineux et leur transpiration cutanée renferment vraisemblablement le poison scarlatineux, dès le début de la maladie.

A notre expérience personnelle, dans l'armée, la

1. Johannesen, *Die epidemische Verbreitung des Scharlach fiebers in Norwegen*, 1884.
2. Whitla, *The causation and treatment of scarlatina* (*Dublin Journal of medic. Scienc.*, 1885, p. 177).

scarlatine est surtout propagée par les rapports directs entre les individus. Quand il y a quelques cas de scarlatine en ville, la garnison fait une épidémie plus ou moins intense. Les ordonnances d'officiers, plus en rapport avec la population que les autres soldats, fournissent toujours un notable contingent de malades. A la vérité, il y a de temps en temps des enfants scarlatineux dans la famille de l'officier dont ils font le service. A la caserne, deux voisins de lit sont quelquefois pris simultanément ou à de courts intervalles. Mais il est non moins frappant que les cas successifs se disséminent sans ordre, dans toute la caserne, à tous les étages, sautant d'une chambre à une autre éloignée de la première. Il est bien peu probable qu'il y ait là un transport par l'air. En 1890, la scarlatine donna 34 cas, dans la garnison d'Arras, du 1er janvier au 20 juin, époque à laquelle l'endémo-épidémie annuelle prit fin. Tous ces cas, hors un, appartiennent au 3e régiment du génie, qui occupe seul la citadelle, mais partage le quartier Schramm avec le 33e régiment d'infanterie. Malgré ce voisinage, celui-ci n'aurait pas compté un seul scarlatineux, si l'un de ses hommes, en traitement à l'hôpital depuis dix-sept jours pour une bronchite, n'y avait contracté la scarlatine, quoique dans une salle et à un étage différents de ceux des scarlatineux. Le médecin et les infirmiers prenaient des précautions contre la propagation par leur intermédiaire; mais il n'est pas sûr que les religieuses, fatalistes par profession, en aient fait autant.

On remarque que, dans cette circonstance, les deux casernes occupées par le génie ont participé à l'épidémie. Le même fait s'était produit, en 1886, au 43e régiment d'infanterie, à Lille. La scarlatine, née à la citadelle, dans la portion principale de ce régiment, se propagea à la fraction du même corps qui habite la caserne Négrier, à la faveur des visites des hommes de celle-ci à la citadelle pour prendre les provisions alimentaires, pour fréquenter le gymnase, etc.

Il est très ordinaire que, quand un régiment qui a une portion principale et des détachements est en puissance de scarlatine, les détachements même éloignés participent à l'épidémie. En 1890, le 110e régiment d'infanterie avait la scarlatine en février et mars ; la compagnie de Gravelines en eut deux cas pendant la même période. En 1886, la portion principale en avait 7 cas; le bataillon de Bergues, 2.

Pour Lille, il ne serait pas impossible que les cas observés à la citadelle chez des militaires ne fussent un exemple de véhiculation atmosphérique. En effet, la chambre dans laquelle éclata le premier de ceux-ci est en face de logements occupés par des ménages, dans l'un desquels trois enfants avaient eu la scarlatine récemment. Une ruelle de cinq à six mètres de large sépare seul le pavillon des soldats de ces logements de ménages. C'était en février; mais l'ouverture des fenêtres est obligatoire dans les casernes, et il est probable que les ménages d'en face ne se privaient pas d'expulser par leur porte les balayures,de secouer par la fenêtre des couvertures, des tapis, etc. Il n'y avait aucune relation personnelle entre eux et les soldats.

Dans toutes les épidémies, d'ailleurs d'intensité restreinte, que j'ai pu suivre comme directeur du service de santé du 1er corps d'armée, la contagion chez les infirmiers régimentaires, chez les infirmiers des hôpitaux et même, malgré l'isolement le plus complet possible des scarlatineux, chez les autres malades de l'hôpital, a été un fait frappant. Vis-à-vis de ces cas intérieurs, la propagation a toujours, évidemment, été due à un tiers indemne.

La literie conserve remarquablement le contage scarlatineux. J'ai eu lieu, quelquefois, de supposer que les hommes, chargés de transporter hors des chambres la fourniture d'un camarade entrant à l'hôpital, avaient pris la scarlatine dans cette opération.

Du reste, tout porte à croire que ce contage se conserve longtemps, soit dans des effets ou de la literie, soit sur les parois ou dans la poussière des entrevous, comme l'a indiqué, pour la première fois, croyons-nous, le médecin-major allemand Dr v. Kranz[1] qui, dans l'épidémie qu'il observait, constatait entre les cas successifs un intervalle si long que la contamination d'individu à individu paraît inexplicable. Les planchers des casernes, en France, sont généralement très aptes à laisser passer dans les entrevous les poussières morbides ou autres ; cependant, il ne nous paraît pas nécessaire de penser que les germes scarlatineux se réfugient là plutôt qu'ils n'adhèrent aux parois diverses et aux objets, pour expliquer les cas distants les uns des autres, que nous avons vus aussi se produire dans nos garnisons du Nord, spécialement à Arras et à Dunkerque. Toutefois, nous avons remarqué que, dans les épidémies d'une trentaine de cas, espacés sur quatre à cinq mois (d'ordinaire, de décembre à avril) dans la même garnison, il est presque de règle que les atteintes se présentent par bouffées de trois ou quatre cas en deux ou trois jours successifs, quelquefois le même jour, suivies d'une accalmie parfaite d'une dizaine de jours. On dirait qu'un accident de je ne sais quelle nature a, tout d'un coup, détaché des parois et mis en liberté au même moment des germes ; — à moins qu'il ne s'agisse d'une circonstance provoquant la reviviscence de germes qui sommeillaient. Car, enfin, il y a bien une raison pour que la scarlatine, qui rentre régulièrement dans le silence à partir du mois de mai ou de juin, reprenne vigueur en décembre ou janvier.

1. v. Kranz, *Versuche, den Ursprung einer Scharlachepidemie während des Jahres*, 1883, *im 1. hessischen Infanterie-Regiment no 81, festzustellen* (*Archiv für Hygiene*, II, p. 449, 1884).

Du reste, à défaut d'expériences directes sur un microbe qui n'est pas connu, la preuve de la résistance vitale du germe scarlatineux semble être donnée par la réapparition, si commune, de la maladie, pendant plusieurs années consécutives, sur le point qu'elle a une fois visité. Depuis 1885, la garnison d'Arras a revu, à chaque printemps, une série d'atteintes de la scarlatine; et c'est pour la première fois que, cette année (1892), la succession fâcheuse de ses visites semble décidément interrompue. A Dunkerque, l'année 1890 compte 20 cas de scarlatine ; on exécute une désinfection très énergique en avril; la maladie ne reparaît pas en 1891. Mais, à partir du 23 décembre de la dite année, de nouveaux cas sont signalés dans les deux casernes de la garnison ; au 10 avril 1892, le nombre s'en élève à 26. Il paraît que la scarlatine ne règne pas en ville. Est-ce une réimportation l'on ne sait d'où, ou la reviviscence de germes qui ont échappé, en 1890, à la vapeur chaude et au sublimé ?

Nous n'avons pas, ici, de raison sérieuse de nous occuper de la transmission de la scarlatine par le lait, soit que le lait incriminé ait été simplement ensemencé au voisinage d'un scarlatineux humain, soit qu'il provienne d'une vache atteinte de cette éruption que Klein considère comme la scarlatine chez la vache. Notons seulement que le contrôle d'Escherich sur l'épidémie de Bradford en 1887 (1308 malades), racontée par Whiteside Hime, fit ressortir que les consommateurs, au nombre de 4.000, du lait des vacheries infectées, n'eurent que 13 malades, alors que pour le même nombre d'individus le reste de la population en avait 23 [1]. Le lait aurait donc plutôt été une protection.

Les règlements de police de Berlin (7 février 1887)

1. Escherich (Th.), *Ueber die Verbreitung des Scharlachs durch Milch* (*Münchener medic. Wochenschrift*, XXXVI, p. 537, 1889).

ne rangent la scarlatine, — et encore la *scarlatine maligne*, — que dans la deuxième classe des maladies comportant la désinfection ; c'est-à-dire que celle-ci est recommandée, mais ne devient obligatoire que si la police l'a décidé ainsi, dans des conditions particulières.

Or, à notre avis, la scarlatine est une maladie grave. Nous distinguons aisément, en fait, les cas de *scarlatine maligne* d'avec ceux qui n'ont guère de gravité ; mais, étant donnée une épidémie, je ne connais aucun moyen de prévoir si les cas en seront bénins ou malins, ni si, parmi un nombre prépondérant de cas de la première catégorie, il ne s'en introduira pas tout à coup, d'une façon inattendue, quelques-uns qui seront mortels. Dans l'épidémie de 1889, à Saint-Quentin, il n'y a que 1 décès sur 124 cas. Mais, sans déprécier le talent des médecins qui ont soigné ces scarlatineux, j'incline à croire qu'ils ont eu affaire à une série heureuse. En 1890, à Dunkerque, sur 22 cas, il y a 2 décès. Il est à noter que ces deux terminaisons fatales ont porté sur le 20ᵉ et le 22ᵉ malades de la série, c'est-à-dire sont survenues comme une lugubre surprise, alors que les malades antérieurs avaient pu faire croire à une épidémie bénigne.

Au fond, la scarlatine, peut-être plus sévère qu'autrefois, a compté, dans l'armée française, en 1888, 2.586 malades et 109 décès ; en 1889, 2.089 malades et 86 décès.

Dans la population urbaine, pour les cinq années 1886-1890, elle a causé 2.622 décès, soit 532 par an, rien que dans les villes « particulièrement éprouvées » et au-dessus de 10.000 habitants. Il y a de grandes inégalités d'une année à l'autre. Paris, qui a 403 décès scarlatineux en 1886, n'en a que 170 en 1889.

D'après la statistique de Rahts [1], les décès par

1. *Arbeiten aus dem K. G s indhcitsamte*, VI, p. 234, 1890.

scarlatine, pour la période 1885-1887, dans les villes au-dessus de 10.000 habitants, ont été dans les proportions suivantes :

Allemagne.	3	p. 10,000 hab.	par an.
Angleterre.	3	—	—
Suède.	6,4	—	—
France.	1,0	—	—
Suisse.	0,10	—	—

A Turin, pour les 8 années 1884 à 1891, il y a 260 décès de scarlatine, avec un *maximum* de 62 en 1885 et les *minima* 7 en 1890, 8 en 1891.

Les armées étrangères paraissent moins éprouvées par la scarlatine que l'armée française.

Armée italienne (1887). . . 95 cas, 9 décès.

— autrichienne (1880-1887), 476 cas, 28 décès (ou 59 à 60 cas et 3 à 4 décès par an).

Armée allemande (1882-1884)... 973 cas, 36 décès (ou 486,5 cas par an et 18 décès). Pour les quatre années (1884-1888), la scarlatine a atteint 0.85 p. 1000 d'effectif, dit le compte rendu de W. Roth ; à raison d'un effectif moyen de 417.104 hommes, c'est environ 354 cas par an. La maladie aurait donc encore plutôt diminué, tandis qu'elle augmente dans notre armée.

Mais la population, en Autriche, paraît assez éprouvée : en 1889, sur 673.193 décès de toute cause, il y en a 12.147 de scarlatine, ou 5, 8 p. 10.000 habitants. De même, en Prusse, la mortalité par scarlatine était de 4,34 p. 10.000 en 1886.

Pour toutes ces raisons, nous pensons que la scarlatine légitime largement la désinfection dans la population civile de tous pays, et si les armées allemande, autrichienne, italienne, peuvent s'en passer jusqu'à nouvel ordre, la haute léthalité qu'affecte actuellement cette maladie dans les troupes françaises fait un devoir de résister, par la désinfection méthodique, à ses allures envahissantes. Tant pour sa gravité qu'en raison de la ténacité de son virus, la scarlatine nous paraît devoir être rangée parmi les maladies à désinfection obligatoire.

On a cité des faits semblant prouver contre l'efficacité de la désinfection vis-à-vis de la scarlatine. James B. Field, dans le *Boston med. and surg. Journal,* 1887, rapporte que la maladie fut introduite à Lowell (Massachusetts), par des effets provenant de personnes qui avaient eu la scarlatine dans une autre localité, un an auparavant. Ces effets avaient été « désinfectés à fond, sous la direction d'un médecin, par des fumigations sulfureuses suivies de l'ébullition prolongée ». La scarlatine éclata dix jours après l'ouverture de la malle, chez une fillette qui avait revêtu des effets contenus dans cette caisse.

Nous ne saurions beaucoup discuter une observation dont les détails nous manquent. Mais nous craignons que les effets incriminés dans le cas actuel n'aient pas réellement subi l'ébullition, qui est un excellent moyen, après les fumigations sulfureuses, qui sont un procédé très infidèle. En général, on n'applique pas deux méthodes au même objet. Or, si quelques-uns des effets des malades n'ont passé que par les fumigations sulfureuses, nous ne sommes plus étonné qu'ils soient restés infectieux.

Pendant six à sept ans, dans le 1er corps d'armée, nous avons assisté aux échecs les plus complets de la désinfection sulfureuse vis-à-vis de la scarlatine. Nous ne disposions alors que de celle-là pour les effets, et c'est encore elle qui est inscrite dans le traité passé entre l'Etat et la Compagnie des lits militaires. Malgré le soin avec lequel les médecins militaires, mes collaborateurs, dirigeaient et surveillaient l'opération, la scarlatine a régulièrement reparu après la désinfection sulfureuse, quelquefois chez le voisin de lit d'un premier malade, qui avait été l'occasion d'une sulfuration complète de la chambre et de ce qu'elle renfermait[1]. Même chose est arrivée dans le 2e corps en 1889, à Saint-Quentin.

En 1889 et 1890, on a sulfuré à outrance dans les casernes d'Arras. On aurait pu croire qu'à la suite de cette prophylaxie la scarlatine avait cédé, au 33e régiment d'infanterie, d'ailleurs modérément frappé en 1889, et qui n'eut, en 1890, qu'un cas contracté à l'hôpital. Mais la poursuite se faisait avec non moins d'exactitude au 3e régiment du génie, qui, après avoir eu 10 cas en 1889, en fournit encore 33 en 1890 ; le dernier, le 20 juin, c'est-à-dire à l'époque où la scarlatine termine d'elle-même, à peu près partout, son évolution annuelle.

Au contraire, à Dunkerque, dans cette même année 1890, la scarlatine, reparue des années précédentes, ayant commencé le 11 février, on se décida, lorsqu'elle eut fourni 16 cas, le 1er mars, à exécuter une désinfection complète de tout le casernement, de toutes les fournitures et de tous les effets, même en magasin. L'opération fut exécutée au moyen de lavages à la solution de sublimé de tout ce qui était bois (planchers, portes, châssis de fenêtres, planches des châlits) et d'un renouvellement du badigeonnage à la chaux de tous les murs. La paille des paillasses fut incinérée. L'étuve fixe de la Direction du port fut gracieusement mise à la disposition du service de santé de l'armée, en même temps que l'étuve locomobile du Corps d'armée était transportée à Dunkerque. En une dizaine de jours, tout ce qui pouvait y être admis y avait passé ; on avait lavé les cuirs au bichlorure ; tous les hommes,

1. Je retrouve dans mon registre des maladies épidémiques la mention suivante : « F... 33e de ligne. Scarlatine. Entré à l'hôpital le 24 août 1889. Occupait, à la caserne, la même chambre que D... entré le 12 août (pour la même cause), mais était en permission depuis trois semaines au moment où ce dernier est entré à l'hôpital. Et lorsque F... est rentré au corps, la chambre venait d'être désinfectée (au soufre) »

après avoir passé par le bain-douche, avaient reçu des vêtements désinfectés. L'hôpital fut soumis à la même pratique. On n'oublia qu'une chambre, où il n'y avait eu aucun cas de scarlatine, et probablement à cause de cela. Or, le 2 et le 10 mai, deux cas nouveaux se présentèrent dans cette chambre. En dehors de ces deux cas, un troisième fut reconnu, le 18 avril, chez un caporal rentré d'une permission de cinq jours le 13, et un 4e le 11 mai, chez un homme en traitement à l'hôpital pour la pelade depuis le 25 avril. Ce fut tout le retour offensif de la maladie après la désinfection, jusqu'en 1892, où elle reparut avec une sévérité modérée, venant de l'extérieur plutôt que de germes échappés, deux ans auparavant, à l'étuve et au bichlorure.

Cette réapparition de la scarlatine à Dunkerque fut l'occasion de remarquer, comme cela était déjà arrivé à Arras, que les désinfections partielles et successives, dans une habitation collective, gênent la marche des épidémies, mais ne l'arrêtent pas. En raison du fait que la scarlatine n'apparaissait que par petits groupes de 3 ou 4 cas, séparés par des intervalles de dix à quinze jours, on crut pouvoir se borner à ne désinfecter, à chaque poussée épidémique, que la chambre où les cas s'étaient déclarés et les effets ayant servi aux malades. Ce système n'en finit pas avec la maladie et la série s'étendit du 24 décembre 1891 au 15 juin 1892, avec 31 cas.

La suette miliaire. — Nous inscrivons à cette place, qui paraît bien être la sienne, la *suette miliaire*, qui est grave, contagieuse, et qui surtout a été, en France, la première grande démonstration de la puissance de la désinfection publique dans la lutte contre les épidémies. Elle est, d'ailleurs, endémique dans notre pays.

On n'en connaît pas le microbe. Je crois même

qu'on n'en a jamais parlé, bien que des bactériologistes de grande valeur aient fait partie de la mission officielle qui, en 1887, alla étudier et combattre l'épidémie du Poitou, et aient cultivé le sang des malades.

Mais elle fait des épidémies intenses, puisque, dans les circonstances qui viennent d'être indiquées, elle a frappé jusqu'à 1.700 personnes sur 13.367 habitants dans le canton de Montmorillon, et sa gravité est redoutable puisque, dans certaines localités, elle a atteint à 11, à 12 et même à 33 décès p. 100 [1].

« Elle est éminemment contagieuse, » dit Brouardel, qui cite de nombreux exemples à l'appui. Malheureusement, rien n'a pu permettre à l'auteur de dénoncer avec certitude un mode de transmission. L'eau n'y est pour rien. La suette se transmet probablement à la façon de la rougeole et de la scarlatine.

Dès lors, elle est justiciable de la désinfection publique. Le succès de cette mesure contre l'épidémie de Poitou en 1887 le prouve au mieux, en même temps qu'il met en relief la supériorité de la désinfection par la vapeur sous pression.

La fièvre jaune. — Les Allemands n'ont pas inscrit, dans la liste des maladies à désinfection, la fièvre jaune, qui ne menace pas leur pays et ne semble pas avoir encore inquiété leurs colonies africaines. Il ne saurait en être de même pour les nations de l'Amérique orientale, les Etats-Unis, le Brésil, dont les villes maritimes ou fluviales reçoivent les meurtrières visites du *vomito*, au point que la prospérité et jusqu'à l'existence de ces villes en sont parfois compromises.

1. Brouardel et Thoinot, *L'épidémie de suette du Poitou en juin et juillet* 1887 (*Bull. Acad. méd.*, 13 septembre 1887. — Voy. aussi : Thoinot (L. H.) et Hontang (L.), *Géographie médicale de la suette miliaire en France* (*Revue d'Hygiène*, IX, p. 609, 1887).

Il n'en sera pas non plus de même pour nous Français, qui avons d'intéressantes colonies dans la mer des Antilles et le Sénégal, sur la côte occidentale du continent noir, assez souvent en butte aux atteintes de la fièvre jaune.

Le microbe de cette infectieuse est encore indécis, sinon inconnu. Est-ce le bacille décrit par Babès, en 1883, peut-être revu par Lacerda (1887), ou le *Cryptococcus xanthogenicus* (*Amarillus-Bacterium*) de Domingo Freire (*Medical News*, 1887) ; le *peronospora lutea*, de Carmona (Mexico), ou le *bacterium* spécifique de Gibier (1888), constaté dans le contenu noir de l'intestin ? Un savant très compétent, Sternberg (1888), déclare que la présence constante de microbes spécifiques dans le sang des malades de fièvre jaune n'est pas démontrée.

Sans mettre en doute l'intérêt scientifique et même pratique qui s'attache à la solution de cette question, on peut se borner provisoirement à ce qui est, malheureusement, d'expérience très ancienne et très vulgaire ; à savoir que la fièvre jaune, d'ailleurs extraordinairement favorisée par l'insalubrité des localités, se propage à la faveur des relations humaines et principalement de celles qu'entretiennent les navires, ainsi que le résumait récemment Pettenkofer[1]. Proust[2] assure que le principe de la fièvre jaune est transmissible par l'air et pénètre par la voie pulmonaire.

Les vaccinations essayées par D. Freire, avec son virus atténué, n'ont eu d'abord que des résultats malheureux. Dans ces derniers temps, un document officiel, le *Rapport médical sur le service des hôpitaux de la marine* aux Etats-Unis de Nord-Amérique, mettait en doute leur efficacité et faisait entendre qu'à Rio-de-Janeiro même on n'y croit plus.

La fièvre jaune est, du reste, d'une singulière gra-

1. *Münchener neueste Nachrichten*, 1889, n° 161.
2. *Traité d'Hygiène*.

vité. Il est mort, de cette cause, 1.419 personnes à la Vera-Cruz, dans les quatre années 1883 à 1886. Il paraît que les décès de vomito n'ont été qu'au nombre de 3 ou 4 dans les trois années suivantes. Mais la sévérité du fléau a reparu en 1890. La seule ville de Memphis (Tenessee) perdit, en 1878, 4.000 habitants par la fièvre jaune. De 1871 à 1884 inclusivement, Rio-de-Janeiro en perdit 15.338, soit près de 1.100 par an. La mortalité est de 1 sur 3 à 7 malades.

Il y a donc lieu, pour tous les pays menacés, de se défendre par la désinfection et tout d'abord par celle des navires suspects. Nous ne pouvons mieux faire, à titre d'exemple de ce qui se fait et comme preuve de l'efficacité de la désinfection dans le cas dont il s'agit, que de citer la pratique en vigueur à la station quarantenaire de la Louisiane, dont Vallin, à deux reprises [1], a fait connaître les grands traits. Là, tout navire suspect de fièvre jaune, se disposant à remonter le Mississipi et à gagner la Nouvelle-Orléans, est soumis à une désinfection dont nos procédés d'Europe ne sont que la miniature. La literie et les effets passent dans des étuves à vapeur sous pression, qui sont des cylindres d'acier de quinze mètres de long sur 2 m. 45 de diamètre. Pendant le même temps, à l'aide d'un appontement (*wharf*) qui réunit le navire à l'usine et supporte les tuyaux, un réservoir élevé, dont le fond est à 12 m. 50 au-dessus du niveau du fleuve et qui contient 31 mètres cubes de solution de sublimé au millième, projette celle-ci avec une forte pression dans le navire par des tuyaux fixes en plomb qui longent le wharf, terminés par des manches mobiles et des pommes d'arrosoir en caoutchouc durci, de 15 centimètres de diamètre. On emploie de 6 à 15 mètres cubes de la solution, c'est-à dire de 6 à 15 kilogrammes de sublimé, pour désinfecter un navire. Les soutes aux

1. Vallin (E.), *La désinfection à la quarantaine de la Louisiane* *Revue d'Hygiène*, XIV, p. 245, 1892).

marchandises, dont la cargaison est très souvent composée de sucre et de café, ne sauraient être désinfectées au sublimé; on y lance, à l'aide d'un injecteur à vapeur, des torrents d'acide sulfureux, qui pénètre jusqu'à une profondeur de près de deux centimètres dans les balles de sucre, sans en altérer la qualité.

La désinfection fut rendue obligatoire en 1874; mais elle se faisait alors simplement par la combustion du soufre en des appareils primitifs. Les décès de fièvre jaune à la Nouvelle-Orléans, qui avaient été au nombre de 4.212 dans les dix années antérieures (1864-1873), ne diminuèrent pas sensiblement dans les dix années suivantes (1874-1883), bien qu'en 1880, après l'effroyable épidémie de 1878 (4.056 décès), le docteur Joseph Jones ait imaginé les appareils qui lancent l'acide sulfureux sous pression; ces décès furent au nombre de 4.196. C'est en 1885 que le Dr Holt introduisit l'usage des lavages complets au sublimé, la désinfection par l'air chaud et la vapeur, etc. Dans les six années 1884-1889, il n'y a eu en tout que 2 décès. Il est juste de reconnaître que d'autres mesures encore ont été prises; mais la part d'une désinfection rationnelle et énergique ne saurait être mise en doute.

Les navires français embarquent encore, de temps à autre, la fièvre jaune à Rio-de-Janeiro pour la débarquer à Bordeaux ou à Marseille. C'est par la désinfection que l'on arrive à faire que les habitants de ces villes ne s'en doutent même pas. En 1891, le paquebot le *Béarn*, arrivé à Rio le 24 avril, y avait pris 68 passagers. La fièvre jaune régnait dans la ville. Le 1er mai suivant, cinq jours après avoir quitté Rio-de-Janeiro, le *Béarn* a un passager atteint de fièvre jaune, un second et un troisième le 2 et le 3 mai, un 4e le 7, un 5e le 10. Mais il possédait à bord une étuve à désinfection par la vapeur sous pression. Parmi les mesures d'assainissement prises en route, la désinfection, que le médecin du navire fit exécuter avec décision et rigueur, tint la première place. Il en résulta que la fièvre jaune borna ses atteintes à des passagers embarqués à Rio-de-Janeiro, ou qui avaient voulu passer la nuit en ville pendant que le *Béarn* était mouillé dans le port. Le personnel du bord, l'état-major, les passagers embarqués dans les diverses escales, restèrent complètement indemnes. En d'autres termes, il n'y eut de fièvre jaune que celle qu'on avait apportée de Rio et la contagion ne s'exerça pas à bord. Proust, en communiquant ces faits au *Comité consultatif d'Hygiène publique*, attribue à la désinfection la nullité de l'extension de cette épidémie sur un navire chargé d'émigrants. Nous entrons pleinement dans cette manière de voir.

D'ailleurs, ce fut encore par la désinfection des effets et objets de literie dans l'étuve du Frioul, jointe à une courte période d'observation des passagers, que l'on protégea Marseille et le pays environnant contre la fièvre jaune.

La peste. — Nous ne l'inscrivons que pour mémoire. Depuis la peste d'Astrakhan et de Vétlianka, qui, au commencement de 1879, remonta quelque temps le Volga, l'Europe n'a plus eu les visites de l'antique fléau, et nos savants n'ont pas de raisons ni d'occasions de soumettre à l'analyse les produits d'une maladie qui a, sans conteste, les allures d'une infectieuse. Mais il n'y a pas de doute que, dans le cas d'un retour offensif de la peste vers les pays où règne la science moderne, on ne commence par la recevoir avec le sublimé, l'acide phénique, les étuves à vapeur, quitte à en découvrir ensuite le microbe sur les victimes que le mal aurait pu atteindre, malgré la désinfection ; car, comme tous les moyens de défense humains, elle est susceptible de lacunes et garde malaisément toutes les issues.

La fièvre typhoïde. — L'*ordonnance de police* de Berlin, du 7 février 1887, rangeait la fièvre typhoïde dans les maladies pour lesquelles la désinfection, toujours *recommandée*, ne devenait *obligatoire* que sur une décision spéciale du préfet de police. Si nous acceptions une réserve de ce genre, cette maladie rentrerait dans la 2e classe que nous avons adoptée vis-à-vis de la désinfection. Mais, à Berlin même, la police sanitaire est revenue sur sa manière de faire primitive et, dans l'*arrêté du Magistrat* en date du 1er août 1890, le typhus abdominal est réuni « jusqu'à nouvel ordre » aux maladies pour lesquelles la désinfection est obligatoire *sans restriction*.

Nous pensons que telle est la solution rationnelle. Dans son rapport au *Congrès des hygiénistes allemands* à Brunswick, en 1890, le professeur Gaffky [1] faisait, avec raison, remarquer que toutes les maladies pouvaient ne pas comporter le même et unique mode de désinfection, et qu'il faudrait profiter de cette circonstance, quand il y a lieu, pour économiser du temps et de la dépense dans les opérations particulières. Ainsi, disait-il, on ne traitera pas le choléra, le typhus abdominal, la dysenterie, de la même manière que les affections exanthématiques. Pour lui, il renoncerait sans hésitation, à l'égard des premières, à la désinfection des parois du logement (très longue dans le procédé de Berlin).

Cela veut dire que l'auteur ne croit pas au danger des poussières cholériques, typhiques, dysentériques Hanté, probablement, par la théorie de la véhiculation hydrique, qu'il a beaucoup contribué lui-même à répandre par son mémoire classique [2], Gaffky a pensé qu'il suffirait de poursuivre le microbe typhogène là

1. *Desinfection von Wohnungen* (*D. Vierteljahrsschr. für öffentliche Gesundheitspflege*, t. XXIII, p. 130, 1891).
2. Gaffky (J.), *Zur Aetiologie des Abdominaltyphus* (*Mittheilungen aus d. k. Gesundheitsamte*, II, p. 372, 1884).

seulement où il y a des excrétions et des souillures fécales récentes, à l'état humide, capables de passer dans l'eau de boisson, soit par infiltration, soit par quelque fissure inattendue dans le sol. Dans la doctrine moderne, le poison typhique ne pénètre pas par les voies aériennes.

Mais la désinfection des selles de typhoïsants doit se faire *pendant* et non *après* la maladie. Si, à ce moment, l'on déclare que les poussières des murailles peuvent être négligées, il n'y qu'un pas à faire pour s'apercevoir que les poussières déposées sur les objets de la chambre du malade ne sont pas plus dangereuses, fussent-elles dans le linge, les couvertures, les matelas. Alors que reste-t-il à désinfecter ? L'administration municipale de Berlin, sans doute, n'était pas fâchée d'avoir des raisons scientifiques de s'épargner un certain nombre de désinfections gratuites, la fièvre typhoïde ménageant encore moins les pauvres que les clients payants.

Je ne sais si elle a été frappée, plus tard, de la contradiction dans laquelle elle tombait en ne désinfectant pas pour la fièvre typhoïde, alors qu'elle le faitpour le choléra, dont le microbe a les mêmes mœurs que celui du typhus abdominal, ou si l'épidémie typhoïde de Berlin en 1889-90 lui inspira de salutaires réflexions. Peut-être aussi lui fut-il communiqué des exemples de propagation du typhus abdominal par les relations humaines, tels que les médecins de l'armée allemande en observaient encore, il y a quelques années [1].

Pour ce qui me concerne, je n'ai jamais assisté à une épidémie, petite ou grande, de fièvre typhoïde dans laquelle la propagation par l'eau de boisson, — que je ne conteste pas, — m'ait paru certaine ou prépondérante. En revanche, je possède une foule d'observations dans lesquelles la propagation par l'homme

1. Voy. *Sanitäts-Bericht über die Königl. Preussische Armee* etc., vom 1. April bis 31 März 1884.

est flagrante, et j'en ai publié un certain nombre[1].

Il est souvent évident que la propagation a lieu par l'intermédiaire d'objets qui ont séjourné dans l'atmosphère du malade, comme lorsque la fièvre typhoïde est transportée par des tiers indemnes, mécanisme assez fréquent et dont l'épidémie d'Avesnes, en 1891, nous a fourni plusieurs exemples. Il ne l'est pas moins que la transmission se réalise à l'aide d'effets ayant appartenu aux typhoïsants et repris, plus tard, par des individus sains (Alison, Gelau).

Mais il est surtout incontestable que l'atmosphère des locaux dans lesquels des typhoïsants ont été soignés s'infecte et devient la source de nouveaux cas, ainsi qu'il ressort particulièrement des faits relevés par A. Laveran, dans ses deux mémoires à ce sujet[2]. Or, l'atmosphère se dépouille naturellement, par précipitation, des poussières qui s'y trouvent suspendues à un moment donné, y compris les germes. Ces poussières s'abattent nécessairement sur les meubles et sur les parois, sauf à s'en détacher ensuite sous l'influence de quelque choc ou simplement d'un époussetage malencontreux. Il n'y a donc rien d'impossible à ce que le contage typhoïde soit véhiculé par l'atmosphère, soit pendant qu'il y a un malade, soit quelque temps après. La question serait de savoir si le microbe typhogène résiste longtemps, hors de l'économie, soit à la dessiccation, soit aux autres conditions, en somme défavorables, que lui assure sa chute dans l'air ambiant et sur les objets qui occupent nos habitations. Mais, d'abord, qu'est-ce que le microbe typhogène ? Il serait nécessaire d'avoir résolu cette première diffi-

1. ARNOULD (J.), *Sur la contagion de la fièvre typhoïde* (*Bull. méd. du Nord*, 1881, p. 343). — *Epidémie de fièvre typhoïde en 1891 sur les troupes de Landrecies, Maubeuge et Avesnes* (*Bull. Acad. méd.*, 12 janvier 1892).

2. LAVERAN (A.), *De la contagion de la fièvre typhoïde* (*Archives de méd. militaire*, t. III, p. 145, et IV p. 393, 1884).

culté, avant de rechercher s'il résiste à la dessiccation comme celui du choléra.

Il se peut que les germes, contenus dans les poussières typhiques, s'abattant sur le sol des pièces habitées, s'introduisent par les fissures habituelles des planchers jusque dans l'espace sous-jacent, l'entrevous, qui renferme d'ordinaire une couche plus ou moins épaisse des poussières antérieures, une sorte de terreau capable de devenir un milieu nourricier pour des bactéries diverses. De cet ensemencement naissent de nouvelles générations de bacilles typhogènes, de telle sorte que la seule trépidation du plancher sous les pas des habitants peut en faire sortir des tourbillons de germes, doués d'un pouvoir infectieux tout nouveau. Peut-être y avait-il eu une prolifération de ce genre sous le plancher de la caserne Hammermann, à Jitomir, sur laquelle s'acharnait la fièvre typhoïde, comme nous l'a appris Vaillard [1], d'après le médecin militaire russe Chour.

Cela n'a pas une extrême importance, puisque la perspective d'une prolifération pareille ne serait qu'une raison de plus de tuer les germes sur le plancher. Mais les faits d'observation directe (Quinquaud, Ollivier, Arnould, Laveran, Richard, etc.) démontrent que l'infection immédiate et durable des locaux, à la suite de la présence de typhoïsants, est la règle et se manifeste vulgairement par un grand nombre d'atteintes, qui ne peuvent être rapportées à aucun autre mécanisme. Bertillon, cité par Lutaud et Hogg, relève 567 cas intérieurs de fièvre typhoïde dans les hôpitaux de Paris, de 1884 à 1889. Un grand nombre d'auteurs, cité par G. Lemoine [2], ont fait connaître des cas semblables. Nous-même, dans l'épidémie

1. *Contribution à l'étiologie de la fièvre typhoïde* (*Gazette hebdomad. de méd. et de chir.*, 1889, p. 822).

2. *Contribution à l'étude de la contagion de la fièvre typhoïde dans les hôpitaux* (*Revue d'Hyg.*, XIV, p. 22, 1892).

d'Avesnes, avons relevé entre autres 11 cas de fièvre typhoïde sur un détachement de 55 infirmiers qui soignaient les typhoïsants à l'hôpital de Maubeuge. La garnison normale de la place, pendant ce temps, n'en avait pas un seul. Il est à noter que les infirmiers sont généralement atteints à la fin des épidémies; à cette époque, les poussières typhiques sont naturellement plus abondantes dans les hôpitaux; mais cela pourrait prouver aussi que leur virulence se maintient pendant quelque temps dans le milieu atmosphérique.

Il n'est pas obligatoire que les poussières typhogènes pénètrent par les poumons, comme ont paru le croire les auteurs qui, de ce que le bacille typhique se multiplie dans la muqueuse intestinale, ont conclu qu'il ne peut être véhiculé que par des choses qui s'avalent. Les poussières passent par les lèvres, la bouche, le pharynx, et peuvent être dégluties aussi bien qu'inspirées. Mais il n'est pas encore démontré que l'inspiration de poussières typhogènes, chez l'homme, soit fatalement inoffensive. Buchner a dit pourquoi cette démonstration ne saurait être obtenue par des expériences sur les animaux, qui ne sont pas aptes à la fièvre typhoïde. Il semblerait, cependant, d'après les recherches de Lassime [1], que les poussières renfermant le bacille typhique peuvent parvenir jusqu'à la muqueuse aérienne et déterminer dans les poumons des altérations qui donnent lieu aux symptômes précoces du typhus abdominal.

Dans son rapport célèbre au Congrès de Vienne (1887), Brouardel [2] insiste sur la propagation de la fièvre typhoïde par l'air, d'une façon d'autant plus digne de remarque que son discours avait pour but de consacrer la doctrine opposée. D'ailleurs, alors

1. *Propagation de la fièvre typhoïde par l'air*. Thèse. Paris, 1890.

2. Ve *Congrès internat. d'Hygiène à Vienne en* 1887. *Rapport sur les réunions plénières et publiques*, Wien. 1888.

qu'il luttait contre l'application du tout-à-l'égout à Paris, l'éminent hygiéniste s'était précisément [1] appuyé sur cette formule : *la propagation de la fièvre typhoïde par l'air est maintenant incontestée*, pour proposer une extraordinaire canalisation qui supprimerait toute communication entre les matières excrémentitielles, d'une part, et l'air et les terrains environnants d'autre part.

Un bactériologiste distingué nous a assuré que du lait stérilisé, déposé à découvert dans une salle de typhoïsants, s'y ensemence rapidement de bacilles typhiques, qui s'y multiplient en peu de jours. Nous croyons aussi qu'il est très dangereux de boire du lait, de la tisane, ou même de l'eau, qui ont séjourné dans la chambre d'un typhique, sans être hermétiquement couverts. En fait, bien que ce soit trop souvent l'eau qui empoisonne le lait, il est apparent que les auteurs qui accusent celui-ci de véhiculer la fièvre typhoïde le supposent quelquefois contaminé par véhiculation atmosphérique des germes.

D'après les recherches de Frédéric Bordas [2], l'air ne serait apte à véhiculer le bacille typhique qu'autant qu'il est chargé de vapeur d'eau. Les microbes typhogènes perdraient assez rapidement leur vitalité dans l'air sec. L'auteur explique ainsi que les exacerbations typhiques, à Paris, aient toujours lieu aux mois d'octobre, novembre, décembre, janvier. Malheureusement, les exacerbations du typhus abdominal, en beaucoup d'endroits, arrivent aux mois de juillet et d'août, c'est-à-dire dans les mois secs de l'année. Je crois même qu'il n'en est pas autrement à Paris. Je remarque, en effet, que dans l'article du Traité de Médecine (tome I, p. 719), où Chantemesse

1. Commission de l'assainissement de Paris, *Rapports*, 1881.

2. Bordas (Fréd.), *Recherches sur le bacille typhique et la transmission de la fièvre typhoïde par l'air* (*Revue gén. des Sciences*, 15 mars 1890, p. 143).

inscrit pour Paris les courbes épidémiques de la fièvre typhoïde relatives aux années 1886, 1887 et 1889, les sommets de la courbe sont aux 31e et 32e semaines en 1886, à la 35e semaine en 1887, à la 48e et à la 49e en 1889, mais encore avec deux sommets moins élevés à la 30e et à la 33e semaine. Toutes ces dates se rapportent au mois d'août, sauf la 48e et la 49e semaines. Ce n'est pas le lieu de discuter la relation que Chantemesse cherche à établir entre la fièvre typhoïde et l'eau de Paris. Ce qu'il suffit de constater, c'est que le typhus abdominal s'épanouit bien en pleine sécheresse. Nous nous en doutions déjà, d'après nos observations en Algérie.

Notons encore que Chantemesse reconnaît formellement la transmissibilité de la fièvre typhoïde par l'air, et fixe à 10 0/0 la fréquence de la réalisation de ce mode, selon son maître Brouardel. C'est un témoignage de haute importance à enregistrer, tant à cause de la valeur personnelle des auteurs qu'en raison de l'ardente campagne qu'ils ont organisée précisément en faveur de la doctrine contraire, celle de la véhiculation hydrique.

Nous ne connaissons pas de travail de laboratoire qui ait mis en relief la façon dont se comporte le bacille typhique à l'état sec. Cet organisme serait capable d'une longue survie, hors du corps de l'homme et même desséché, s'il produisait des spores, ne fût-ce que la spore terminale, unique, que croyait Gaffky. Mais il paraît bien démontré (Buchner, Pfuhl, Gasser) que les spores aperçues par divers bactériologistes ne sont qu'une illusion.

Du reste, une foule de bacilles typhiques, dénoncés par des techniciens plus ou moins habiles, n'étaient eux-mêmes que des illusions aussi. Rien n'est plus difficile que de reconnaître ce microbe hors du typhoïsant; c'est Rob. Koch qui l'assure; et encore, même en présence des organes d'un typhique, ne sera-t-on pas toujours sans embarras, si l'on en croit Babes [1]. Etrange bacille ! il est capable de faire de la méningite (Vaillard et Vincent), des suppurations diverses (G. Roux), de la pleurésie (Rendu, Fernet, Charrin et Roger, Kelsch), peut-être de la fièvre typhoïde. En revanche, une demi-douzaine de bacilles lui prennent ses traits propres, et quelques-uns d'entre eux revendiquent formellement la propriété de faire la fièvre typhoïde, soit exclusivement, soit en collaboration avec lui. Encore un peu, il va perdre jusqu'à son individualité. « La bactériologie accumule, en ce moment, les preuves pour et contre l'identité entre le bacille d'Escherich et celui d'Eberth [2]. »

Dans un pareil état de choses, et sans déprécier la bactériologie qui a déjà fourni tant de lumières et en fournira d'autres, il est de la prudence la plus élémentaire de tenir compte des indications de l'observation naturelle, qui a mis hors de doute le danger des locaux et des objets souillés par la présence de typhoïsants, indépendamment des souillures du sol, qui a aussi sa désinfection dans le drainage, et de l'eau, qui ne devrait jamais avoir besoin d'un assainissement artificiel.

A l'hôpital Saint-Louis, où d'ailleurs l'analyse bactériologique de l'air de la salle avait décelé le bacille d'Eberth, il suffit de désinfecter les locaux pour faire cesser l'épidémie de 1889 [3]. E. Richard fit connaître, à cette occasion, que, dans une garnison de Hanovre, où une épidémie de fièvre typhoïde sévissait depuis trois ou quatre ans, la maladie disparut après que le médecin en chef eut fait désinfecter tous les effets des hommes ainsi que ceux qui étaient entassés dans les magasins de réserve.

1. Babes (V.), *Ueber Variabilität und Varietäten des Typhusbacillus* (*Zeitschrift für Hygiene*, IX, p. 323, 1890.)
2. Kelsch (A.), *Note sur un cas de pleurésie, détermine par le bacille de la fièvre typhoïde Mercredi médical*, 2 mars 1892.)
3. Vaillard (*loc. cit.*).

Nous-même, dans notre pratique de directeur du service de santé de corps d'armée, nous avons toujours fait désinfecter à l'occasion de la fièvre typhoïde, même à l'état sporadique, parce que l'on ne sait jamais si un cas isolé ne surgit pas dans un groupe réceptif. Pour ce qui est des épidémies, nous n'avons qu'à rappeler ce qui a trait à la désinfection antityphique dans notre communication à l'Académie de médecine sur la fièvre typhoïde de Landrecies, Maubeuge et Avesnes, en 1891 [1].

Nous avions, à Landrecies et Avesnes, déterminé le commandement à faire exécuter l'abandon momentané des casernements que l'on était autorisé à croire transformés en foyers typhiques. Pendant l'absence des troupes, des pulvérisations de solution de sublimé à 10/00 furent faites sur les parois de tous les locaux d'habitation ou de séjour; tous les planchers furent lavés à la solution de potasse, puis revêtus d'une couche de goudron chaud; le renouvellement du badigeonnage eut lieu sur tous les murs, au lait de chaux récent. La paille des paillasses fut incinérée. Toutes les fournitures de literie, tous les effets, y compris ceux qui étaient en magasin, passèrent par l'étuve à vapeur sous pression. Les pièces qui ne supportent pas l'action de cet appareil furent lavées au bichlorure. On traita par le lait de chaux les latrines, les ruisseaux, les égouts.

Lorsque l'épidémie fut jugée éteinte, c'est-à-dire de 6 à 10 semaines après l'évacuation du casernement, les troupes vinrent réoccuper celui-ci, compagnie par compagnie. En arrivant, chaque compagnie se rendait directement aux bains-douches. Les hommes laissaient, à l'entrée, leurs vêtements et leur linge, qui allaient à l'étuve. Ils recevaient, en sortant,

1. ARNOULD (J.), *Épidémie de fièvre typhoïde en 1891 sur les troupes de Landrecies, Maubeuge et Avesnes* (*Acad. Méd.*, 12 janvier 1892.)

du linge propre et des effets neufs ou désinfectés.

Pareilles opérations furent accomplies dans les forts de Maubeuge, qui avaient recueilli les soldats de Landrecies et d'Avesnes à leur exode, et aussi dans les hôpitaux.

Nous avons pensé que ces opérations avaient été efficaces. En effet, tandis que l'épidémie avait fourni son dernier cas le 5 mars, sur le groupe militaire passé de Landrecies dans les forts de Maubeuge, il y eut encore un malade à Landrecies même, le 16 mars. Ce malade n'était autre que le garde-magasin du bataillon, que ses fonctions mêmes avaient retenu dans la place. Un autre soldat, envoyé d'Avesnes à Landrecies pour aider à la désinfection des locaux, et qui y participa du 15 mars au 2 avril, dut être hospitalisé le 6, quatre jours après sa rentrée ; l'infection semble bien remonter aux premiers jours de son séjour à Landrecies. D'ailleurs, il fut remarquable que, sur la garnison de cette dernière ville, où l'on recourut de bonne heure aux moyens radicaux, l'épidémie cessa tout net et absolument, alors qu'à Maubeuge et Avesnes, où le petit nombre des malades ne semblait d'abord réclamer que des désinfections partielles, les cas ne discontinuèrent pas de se produire, assez épars pendant quatre mois, jusqu'à ce que, pour Avesnes au moins, une épidémie formidable se constituât. Au mois de juillet, lorsque le bataillon de Landrecies rejoignit les troupes d'Avesnes pour les manœuvres de garnison, il fut démontré par l'éclosion de cas nouveaux chez lui, que le premier n'avait point épuisé sa réceptivité typhoïde. Pour ce qui est des troupes d'Avesnes, qui réintégrèrent leur casernement normal le 30 octobre, elles restèrent désormais indemnes. De plus, les recrues de l'incorporation de novembre de cette année ne parurent en aucune façon influencées par les souillures dont ce casernement avait été l'objet quelques mois auparavant.

Malgré l'incontestable recul de la fièvre typhoïde, dans tous les pays d'Europe, devant les réalisations modernes de l'assainissement des villes et des habitations, c'est encore une maladie très répandue et grave, dont les coups sont d'autant plus sensibles qu'elle frappe de préférence la jeunesse, c'est-à-dire l'âge auquel l'homme n'a encore fait que coûter à la société, mais où il atteint à la pleine vigueur et à l'aptitude du travail.

Dans la période quinquennale 1886-1890, la ville de Paris a perdu moyennement 42 habitants pour 100.000 de fièvre typhoïde; l'ensemble des villes de France de plus de 10.000 habitants, 56 p. 100.000. Dans notre armée, la fièvre typhoïde a donné les chiffres suivants, dans les trois dernières années[1] :

	1889	1890	1891
Nombre des cas...	4.412	3.491	3.225
— des décès.	641	572	534

La léthalité, dans l'armée, paraît être de 1 décès sur 6 à 7 malades, un peu plus forte à mesure que le chiffre des cas diminue. Cela peut tenir à quelque vice dans la nomenclature des maladies qui sert de base à la statistique. En supposant qu'il en soit de même dans la population civile, les 24.403 décès des villes de France au-dessus de 10.000 habitants, pendant les cinq années 1886-1890, correspondent à un minimum de 150.000 malades, dont plus de 125.000 sont restés en moyenne trois mois, non seulement sans travailler, mais en coûtant des soins, des médicaments à leur famille, et en immobilisant quelqu'un de leurs proches à leur administrer les uns et les autres.

Les armées étrangères du continent sont plus favorisées que la nôtre. L'armée allemande a compté 2.577 fièvres typhoïdes en 1883 et 2.094 en 1884; la mortalité typhoïde y a été de 0,55 et 0,46 p. 1.000, alors

1. *Journal officiel de la République française* du 24 février 1892.

qu'elle est encore dans la nôtre (en 1889) de 1,56 p. 1.000 à l'intérieur. Dans l'armée autrichienne, de 1878 à 1887, la fièvre typhoïde, en dehors de l'expédition de Bosnie et d'Herzégovine, n'a guère causé plus de 1 décès pour 1.000 hommes. L'armée italienne, en 1887, a eu 1.077 cas et 269 décès pour 212.898 hommes. La même année, nous avions 763 décès à l'intérieur pour 457.677 hommes. C'est encore le voisin qui a l'avantage, puisque sa mortalité typhoïde correspond à 1,26 p. 1.000. Néanmoins, on peut admettre que chacune de ces armées a encore de 3 à 10 hommes pour 1.000, chaque année, soignés de cette maladie qui ne demande jamais guère moins de 6 semaines pour son évolution et 2 mois pour la convalescence.

Les villes des nations voisines sont généralement moins éprouvées que les villes françaises. Berlin, Munich, Dresde, Leipzig, n'ont que de 15 à 18 décès typhoïdes p. 100.000 habitants. Vienne en a moins encore ; les villes scandinaves partagent ce privilège. La plupart des villes anglaises, y compris Londres, ont des chiffres entre 16 et 18 p. 100.000 habitants. Mais déjà Glasgow, Sheffield, Liverpool, Edimbourg, Cardiff, Belfast, avaient, en 1885 [1], de 25 à 35 décès typhoïdes p. 100.000 habitants. Dublin en avait même 55 et Portsmouth 70. La même année, Saint-Pétersbourg perdait 90 habitants p. 100.000 de la même cause ; les villes italiennes et espagnoles, décidément aussi mal partagées que les nôtres, en perdaient : Rome 44, Turin 68, Barcelone 157, Grenade 159, Saragosse 186 [2].

1. Bertillon (J.), *Etat sanitaire comparé des principales villes d'Europe en* 1885 (*Rev. d'Hyg.*, VIII, p. 829, 1886).

2. La statistique de Raths (*Arbeiten aus dem k. Gesundheitsamte*, XI, p. 234) pour les trois années 1885-1887 donne les proportions suivantes de décès typhiques :

Villes italiennes	97 p. 100.000 habitants.	
— françaises	60	—
— hongroises	51	—

Ce n'est là qu'une année particulière ; mais dans les grandes villes, les années qui se suivent se ressemblent beaucoup sous ce rapport. En outre, ces grandes villes, comme les corps d'armée, n'échappent guère aux recrudescences épidémiques intermittentes de la fièvre typhoïde, qu'elles entretiennent à peu près en permanence à l'état endémique.

La diminution actuelle de la fréquence de la fièvre typhoïde à Londres, Vienne, Munich, Berlin, Paris, l'abaissement considérable de la mortalité par cette maladie dans l'armée française, prouvent apparemment la puissance préservatrice, vis-à-vis de ce fléau, de l'assainissement des localités, du drainage urbain, et surtout de l'approvisionnement d'eau pure. Cependant, et tout en tenant compte des lacunes qui peuvent se produire à l'improviste dans le fonctionnement de ces œuvres d'hygiène, comme dans tout ce qui vient de l'homme, l'assainissement urbain et la fourniture d'eau irréprochable aux groupes ne parviennent qu'à réduire les chiffres et non à supprimer la fièvre typhoïde. Les germes gisent donc ailleurs encore que dans les récipients d'excrétions et peuvent être véhiculés par autre chose que par l'eau. Je n'hésite pas à formuler l'opinion qu'une bonne part des germes qui persistent malgré les grandes créations publiques d'assainissement sont dans les locaux occupés par les malades, dans leur literie, les effets qu'ils ont portés ; par suite, que la désinfection est appelée à compléter l'œuvre des ingénieurs municipaux et que sa part, dans la prophylaxie typhoïde, est encore assez belle.

Villes autrichiennes........	30 p. 100.000 habitants	
— belges................	29	—
— suédoises	25	—
— allemandes..........	25	—
— suisses...............	23	—
— anglaises............	22	—

2e Classe. — *Maladies n'entraînant la désinfection que dans des circonstances particulières.*

La tuberculose — Il est, malheureusement, bien connu que la tuberculose est une maladie commune et meurtrière, la plus meurtrière de toutes. C'est à elle que revient le sixième ou même le cinquième de tous les décès dans les grandes villes, représentant une mortalité tuberculeuse de 4 à 5 p. 1.000 habitants. Dans les armées, malgré la sélection attentive du Conseil de revision, malgré les réformes fréquentes au cours des années de service (5 p. 1.000 dans l'armée française ; 3.5 p. 1.000 dans l'armée allemande), on meurt encore de phtisie pulmonaire : 1,05 p. 1.000 en France (1889) ; 0,69 p. 1.000 en Allemagne (1882-1884). Ce qui semble être un argument important en faveur de la contagion.

La tuberculose est une maladie virulente, comme l'a montré Villemin. Sans cesser d'être virulente, elle est peut-être multiple (Charrin, Kouskow, Hayem, Lesage, etc.). Par rapport au microbe dont nous allons parler, il y aurait des *pseudo-tuberculoses*, les tuberculoses zoogléiques de Malassez et Vignal et de Grancher et Ledoux. Mais ces distinctions intéressantes, que la bactériologie définira mieux, n'ont pas encore sensiblement influencé la clinique et ne sauraient, jusqu'à présent, influencer davantage la prophylaxie. Nous pouvons toujours raisonner comme si la tuberculose ne relevait que d'un seul micro-organisme, le *bacille tuberculeux* de Koch.

Ce microbe est très résistant. Koch pensait en avoir reconnu la sporulation. Le fait ne semble pas avoir été suffisamment vérifié. Mais, à défaut de spores durables, le bacille lui-même conserve sa virulence pendant longtemps, dans les conditions les plus variées et les plus défavorables, ainsi qu'il ressort des expériences de Schill et Fischer [1], de Galtier [2], de Malassez et Vignal [3], etc. Les premiers l'ont encore trouvé pleinement actif dans des crachats de phtisiques soumis à la putréfaction pendant six semaines, ou à la dessiccation pendant cent quatre-vingt-six jours : Stone [4] porte même à trois ans la persistance de la virulence des bacilles tuberculeux dans les crachats desséchés.

C'est, évidemment, cette dernière circonstance qui nous intéresse le plus, au point de vue de la nécessité de la désinfection à la suite d'une phtisie dans une famille, terminée d'ordinaire, hélas, par la mort du malade.

L'expectoration des tuberculeux chroniques est la source la plus abondante des bacilles tuberculigènes pour l'extérieur. Quand on pense que le phtisique crache jour et nuit, à de courts intervalles, pendant des mois et des années, et que ces crachats sont pénétrés de bacilles spécifiques, on peut se faire une idée de l'effroyable quantité de matière virulente qu'un seul malade répand autour de lui par ce procédé. Les selles des phtisiques qui ont des tubercules intestinaux peuvent aussi renfermer le microbe spécifique et il est utile de ne pas le perdre de vue; mais tous les phtisiques n'ont pas des ulcérations intestinales; la diarrhée qui trahit ces ulcérations ne se présente d'ordinaire qu'aux dernières périodes de la maladie et n'a guère les

1. Schill (E.) und Fischer (B.), *Ueber Desinfection des Auswurfes der Phthisiker* (*Mittheilungen aus d. k. Gesundheitsamte*, II, 1884).

2. Galtier, *Danger des matières tuberculeuses qui ont subi le chauffage, la dessiccation, le contact de l'eau, la salaison, la congélation et la putréfaction* (*Comptes-rend. Acad. Scienc.* juillet 1887).

3. Malassez et Vignal, *Persistance de la puissance pathogénique des bacilles dans les crachats desséchés des phtisiques* (*Soc. Biologie*, 15 décembre 1883).

4. Stone (A. K.), *Why the Sputa of tuberculous patients should be destroyed* (*The Americ. Journal of the medic. Sciences*. March 1891).

caractères de diarrhée profuse avec selles involontaires, familiers au choléra ou à la fièvre typhoïde. En d'autres termes, les phtisiques sont infiniment moins dangereux pour les locaux qu'ils habitent par leurs évacuations intestinales que par leur expectoration.

Les surfaces ou les récipients qui reçoivent les crachats varient selon la condition et les habitudes de propreté des malades et de leur famille. Les gens malpropres crachent partout, au hasard, sur les planchers, contre les murs ; les gens bien élevés crachent dans leur mouchoir de poche. Dans les habitations collectives, et même dans quelques habitations privées, on dispose volontiers, dans les coins, des crachoirs en bois remplis de sciure de bois ou de sable, que l'on renouvelle de temps à autre. Ces procédés sont tous mauvais, et il est probable que c'est encore celui du mouchoir qui l'est le plus. Les crachats ne sont pas dangereux tant qu'ils sont humides, l'évaporation ne met pas de bacilles dans l'air. Desséchés sur les surfaces, mur ou plancher, ils retiennent encore leurs bacilles dans la croûte de mucus concret. Et même, pulvérisés plus ou moins complètement sous les pieds des hôtes ou des visiteurs de la pièce, ils ne sont pas immédiatement soulevés dans l'air intérieur à l'état de poussière ; cette poussière est lourde, et un simple courant d'air ne suffit pas à la faire flotter. Sans cela, la propagation de la tuberculose serait encore bien plus énergique qu'elle ne l'est déjà. Il faut un choc, une trépidation de quelque violence pour mettre dans l'air cette poussière virulente ; les coups de balai et les époussetoirs, comme Villemin l'a signalé, il y a longtemps, sont probablement, à cet égard, coupables de bon nombre d'infections tuberculeuses.

Quant aux mouchoirs de poche, ils sont extrêmement dangereux, comme l'a fait ressortir G. Cornet[1],

1. Cornet (Georg), *Die Verbreitung der Tuberkelbacillen ausserhalb des Körpers* (*Zeitschr. f. Hygiene*, V, p. 191, 1889).

parce que les crachats s'y dessèchent plus rapidement que partout ailleurs, que l'usage même de l'appareil fragmente la concrétion muqueuse et, surtout, que les parcelles de celle-ci, détachées du mouchoir, sont accompagnées des villosités de la toile, lesquelles aident la poussière virulente à flotter. Rob. Koch[1], en effet, a fait remarquer que ces villosités sont plus légères que les bacilles et peuvent servir à les soutenir en l'air ou à les relever, quand ils se sont précipités par leur propre poids ; de la même manière que les aigrettes, dont la nature a muni les graines de certaines plantes, permettent à ces graines de se confier aux vents et d'aller faire des semailles à distance.

Il va sans dire que tout autre tissu, qui serait atteint par les crachats tuberculeux, présenterait les mêmes dangers. Dans les derniers jours de leur existence, les phtisiques très affaiblis ne recourent plus au crachoir, si on ne le leur présente. Ils essuient les crachats sur leurs lèvres à l'aide de linges quelconques, voire de leurs draps ; la literie elle-même en reçoit une part. Ce sont là des souillures redoutables, pour le moment où le maniement de cette literie par des mains étrangères provoquera la fragmentation des croûtes muqueuses et la dispersion des poussières.

Selon G. Cornet, la pulvérisation dans l'air, par les secousses de la toux, d'une certaine part du liquide buccal des phtisiques, plus salivaire que muqueux, ne met probablement pas de bacilles au dehors. Les bacilles seraient arrêtés par les dents. Nous nous rangeons volontiers à cet avis. Cependant, la garantie ne nous paraît pas des plus sûres, et la toux des phtisiques se répète si souvent que nous craignons qu'il n'y ait des exceptions à son innocuité. C'est comme pour les crachats desséchés sur les planchers, qui sont lourds même en poudre et n'ont pas de tendance à se

1. Koch (Robert), *Die Aetiologie der Tuberculose* (*Mittheilungen aus dem k. Gesundheitsamte,* II, p. 79, 1884).

relever dans l'air humide, ce qui est presque toujours le cas de celui des locaux habités. Ils sont inoffensifs un million de fois contre une. Mais, comme la poussière virulente, en définitive, est abondante, il faut toujours craindre de voir se produire les conditions accidentelles qui en mettront une part dans l'atmosphère du local.

En fait, le même savant a, le premier, démontré de la manière la plus nette que les surfaces de parois, de bois de lit, de meubles, même non exposées aux atteintes directes de l'expectoration ou de la pulvérisation salivaire par la toux, dans les pièces habitées d'une façon prolongée par des phtisiques, se recouvrent d'une poussière dans laquelle les bacilles tuberculeux, ou tout au moins leurs spores, se conservent longtemps, en possession de leur virulence. Cette démonstration a été obtenue, non en recherchant directement ou par des cultures les bacilles dans les poussières, mais en injectant cette poussière dans le péritoine d'animaux. La matière d'injection était recueillie sur les surfaces indiquées plus haut, soit dans des salles d'hôpital, soit dans des cellules de prison, dans des chambres d'hôtel ou même en des maisons particulières. Sur 392 cobayes soumis à l'expérience, 196 succombèrent à d'autres accidents que la tuberculose, comme on le comprend aisément ; des 196 autres, 59 furent rendus tuberculeux.

Aussi, dans son travail, G. Cornet s'élève-t-il contre a dispersion des crachats au hasard, contre les crachoirs à la sciure de bois, mais surtout contre l'habitude de cracher dans le mouchoir de poche, et réclame-t-il avec une énergie, à laquelle nous nous associons pleinement pour ce qui concerne la désinfection privée, l'usage exclusif du crachoir en verre ou en porcelaine, portatif, à couvercle, et renfermant une mince couche de liquide, antiseptique ou non. Les *Sanatoria* de Gerbersdorf, de Falkenstein, etc., appliquent la prescription à la lettre.

Ces poussières tuberculeuses recueillies sur les murs, dans un endroit où n'est arrivé directement aucun crachat, ne peuvent être autre chose que de la poudre de crachats desséchés sur un autre point et qui a été transportée par l'air. L'air peut donc charrier des microbes tuberculeux infectants. Ces microbes peuvent, par conséquent, être inspirés par les individus présents dans la pièce. Est-ce un procédé suivant lequel s'accomplit l'infection tuberculeuse ?

Il est vraisemblable que c'est le mode le plus fréquent, ainsi qu'on pouvait déjà le soupçonner, rien qu'à l'énorme prédominance de la localisation pulmonaire de la tuberculose.

Pour la pénétration des germes jusqu'aux alvéoles pulmonaires, il n'y a pas de difficultés et tout le monde sait que c'est possible. Une fois là, les microbes traversent-ils sans peine la mince cloison qui les sépare du tissu connectif ? Il est probable que diverses circonstances peuvent y aider, et spécialement l'inflammation simple des voies respiratoires, ainsi que l'a fait ressortir Debove [1] ; il y a une « disposition », disaient Koch et Cornet. Dans tous les cas, le fait est certain. Les bacilles sont pris, à la surface de la paroi alvéolaire, par les « cellules migratrices » (Koch) et transportés d'abord jusqu'au ganglion voisin. Dans de rares cas, ils pénètrent dans le sang ; mais d'ordinaire, ils ne suivent que les voies lymphatiques [2] et, après avoir fait un foyer local sur quelque point, ils vont infecter à distance les organes, à commencer par le poumon lui-même.

Les expériences faites sur les animaux par Tappeiner et Koch, par Cadéac et Mallet, en enveloppant ces

1. Debove, *Leçons cliniques et thérapeutiques sur la tuberculose parasitaire*. Paris, 1884.

2. Buchner (Hans), *Untersuchungen über den Durchtritt von Infectionserregern durch die intacte Lungenoberfläche* (*Archiv für Hygiene*, VIII, p. 145, 1888).

animaux d'un nuage de poussière obtenue de crachats tuberculeux [1], prouvent que la contamination est possible par les voies aériennes. « La poussière de bacilles tuberculeux, finement divisée et restée virulente, dit G. Cornet, remplit la première condition nécessaire pour réaliser une infection par inhalation. » Mais, en dehors de ces tuberculoses de laboratoire, la haute mortalité phtisique des infirmiers dans les hôpitaux ou asiles (Debove) où sont traités des tuberculeux, celle des membres des ordres religieux hospitaliers, particulièrement relevée, pour la Prusse, par le même auteur à qui nous devons la démonstration de la virulence des poussières déposées sur les parois des chambres de phtisiques [2], prouvent d'abord la contagiosité de la tuberculose, puis, apparemment, le danger du séjour dans l'atmosphère des malades et du maniement des objets qui leur ont servi.

Puisque la virulence des crachats secs peut se conserver six mois, il est évident que le local habité par un phtisique est encore dangereux pendant un temps notable après que celui-ci en est parti ou qu'il est mort. On cite, d'ailleurs, des faits qui le démontrent. Il en est de même de la literie, des vêtements, des linges, qui ont été à l'usage du malade.

Cependant, nous ne sachions point que les bureaux d'hygiène recherchent les décès tuberculeux avec le même soin que les décès diphtéritiques, par exemple, pour faire exécuter à leur propos la désinfection générale telle que nous l'entendons ici. Les médecins, à Paris, ne réclament pas, en pareil cas, cette mesure, des administrations. A Berlin, la tuberculose n'était même pas nommée dans l'ordonnance du 7 février

1. Cadéac et Mallet, *Etude expérimentale de la transmission de la tuberculose par l'air expiré et par l'atmosphère* (*Revue de médecine*, n° 7, 1887).

2. Cornet (G.), *Die Sterblichkeitsverhältnisse in den Krankenpflegeorden* (*Zeitschrift f. Hygiene*, VI, p. 65, 1889).

1887 ; elle n'était pas dans la liste des maladies à désinfection *obligatoire*, de l'instruction de la même date « pour la pratique de la désinfection dans les maladies populaires ». Elle venait seulement tout à la fin de la liste des maladies dans lesquelles la désinfection, vivement recommandée, ne devenait obligatoire que sur une décision spéciale de la Préfecture de police.

Le danger n'est-il donc pas aussi sérieux qu'on le dit et, de ce que la tuberculose ne procède guère par bourrasques épidémiques, à la façon du choléra, s'ensuit-il qu'elle ne soit pas la plus meurtrière des endémo-pandémies ?

Sans doute, le phtisique a été bien plus dangereux pour son entourage et bien plus longtemps pendant sa vie qu'il ne peut l'être après sa mort. La famille a dû être prévenue ; tout le monde commence a savoir aujourd'hui que la tuberculose est contagieuse et qu'il faut se garer de l'excrétion pulmonaire des phtisiques. On a entouré le malade de quelque propreté ; on l'a habitué à cracher dans un crachoir bien construit ; on a désinfecté énergiquement ses crachats, soit dans cet appareil, soit partout ailleurs. Cependant, il est difficile que le résultat cherché ait été toujours rigoureusement obtenu ; il y a toujours quelque intermittence dans une surveillance et des soins qui doivent durer si longtemps. D'ailleurs, comme nous l'avons dit plus haut, les soins de propreté sont aisément débordés, précisément aux derniers jours du moribond. Il y a là, semble-t-il, de bonnes raisons pour qu'une dernière et large désinfection soit opérée quand le patient est mort. C'est le moyen de combler les lacunes inévitables des désinfections antérieures au jour le jour, et d'être convenablement en sûreté.

Je n'admets pas qu'on dise : « Bah ! ceux qui ont dû être infectés, dans l'entourage du phtisique, le sont au moment où il succombe, et la désinfection finale n'y fera rien. » D'abord, c'est une erreur. Un certain nombre de membres de la famille ont pu n'être pas assez en rapport avec le malade pour être contaminés pendant sa vie ; quelqu'un d'eux a pu absorber des bacilles, qui n'ont point produit d'infection, parce que la « disposition » n'existait pas. Rien ne dit que ces mêmes personnes supporteront impunément, après la mort de leur parent, l'atmosphère infectieuse et le logement contaminé qu'il laisse après lui. Mais il y a un autre côté à la situation. Des étrangers viendront dans cette demeure, qu'ils évitaient peut-être lorsqu'il y avait un phtisique. La famille du mort elle-même quittera peut-être ce logement, qui lui rappelle de douloureux souvenirs ; — il y a quelquefois plusieurs phtisiques qui succombent successivement ; — et de nouveaux locataires, sans s'en douter, prendront possession de l'appartement et des poussières tuberculeuses restées dans les fissures du plancher et les joints des boiseries. Cette perspective n'est pas à envisager d'un cœur léger.

Aussi, la Préfecture de police de Berlin, par arrêté en date du 8 décembre 1890, a-t-elle modifié ses dispositions premières et ajouté à la liste des maladies à la suite desquelles la désinfection est toujours obligatoire la *tuberculose* pulmonaire, laryngée ou intestinale, toutes les fois qu'elle se sera présentée *dans des établissements de séjour ouverts au public*, tels que maisons de santé privées, hôtels de voyageurs, auberges, maisons de logeurs, pensions, chambres garnies, logements à la nuit, etc. Les médecins furent astreints à notifier dans les 24 heures, à la Commission sanitaire, les malades qu'ils connaissaient ou soignaient dans ces établissements.

Là, en effet, la situation est caractérisée et le besoin flagrant. Mais, en vérité, entre les conditions réalisées par les logements ouverts au public et celles qui se présentent dans les habitations privées, y a-t-il d'autre différence que celle du plus au moins ?

Nous pensons qu'il faut poursuivre la désinfection des locaux et des objets, même chez les particuliers, dans le cas d'un décès par tuberculose, à peu d'exceptions près. Un jour viendra, sans nul doute, où cette opération sera régulière partout, et obligatoire dans les pays où l'on ne craint pas d'imposer l'hygiène toutes les fois qu'il y va de la sécurité des citoyens. Il n'y a pas à tergiverser vis-à-vis de la qualification de la tuberculose ; c'est une infectieuse et la plus meurtrière des infectieuses ; on ne saurait assez se défendre contre elle. On n'y regarde plus autant à ne pas effrayer les phtisiques, en les traitant comme des contagieux qu'ils sont. A mesure que la lumière se fait, on reconnait que la tuberculose guérit, aussi bien que d'autres infectieuses, qu'elle guérit souvent et guérira davantage à mesure que la science avancera dans sa voie actuelle de recherches sur l'immunité acquise et la neutralisation des poisons bactériens. On a déjà des hôpitaux spéciaux de tuberculeux, qui n'effrayent plus personne ; c'est le contraire ; et les hygiénistes [1] demandent à bon droit la multiplication de ces établissements, aussi salutaires aux individus sains qu'aux phtisiques. On ne craint plus de publier *officiellement* les mesures de prophylaxie de la tuberculose, comme celles que l'on fait connaître en temps utile contre le choléra. A la suite du rapport du Dr Heller au *XVe Congrès des hygiénistes allemands* (1889), lequel concluait d'ailleurs à la désinfection publique *obligatoire* après tout décès de tuberculeux [2], le ministère prussien de l'instruction publique et des affaires médicales provoqua, de la part de la Délégation scientifique, une étude de la question et, sur l'avis conforme de ce comité en date du 5 novembre 1890, le ministre

1. Voy. MORITZ, *Sanatorien für Lungenkranke* (*D. Vierteljahrsschrift für öffentl. Gesundheitspflege*, XXIV, p. 25, 1892).
2. HELLER, *Verhütung der Tuberculose* (*D. Vierteljahrsschrift für öffentl. Gesundheitspflege*, XXII, p. 82, 1890).

du commerce et de l'industrie rendit le décret du 20 janvier 1891, « pour la prophylaxie de la tuberculose » dans les établissements industriels [1].

Le rapport du comité avait également mentionné les mesures à prendre dans les écoles. Nous ne connaissons pas encore de décision à cet égard. Mais il en viendra certainement une.

Il est à remarquer que la vulgarisation de ces mesures rend d'abord service aux phtisiques eux-mêmes, qui peuvent parfaitement, dans leur propre atmosphère, si elle n'est assainie, puiser des bacilles qui feront de nouveaux foyers pulmonaires et aggraveront l'état du patient.

Il n'y a donc, de ce côté, aucun motif de ne pas traiter la tuberculose comme les infectieuses les plus redoutées, avec le même appareil qu'on emploie pour le choléra, le typhus, la diphtérie.

Je sais qu'à l'époque où la police de Berlin prit l'arrêté par lequel la désinfection devenait obligatoire pour les hôtelleries de tous étages qui avaient reçu des tuberculeux, il se trouvait que la ville était envahie par les malades qu'attirait le bruit de la récente découverte de la *tuberculine* de Koch. D'une part, le danger se multipliait et, de l'autre, il s'agissait de tuberculeux qui savaient à quoi s'en tenir, puisque c'est en qualité de tuberculeux qu'ils venaient demander, à Berlin, les injections mystérieuses et le salut. Mais, à cela près, il s'agissait de protéger les hôtes à venir de l'habitation banale ; or les hôtes futurs d'un logement privé, que le phtisique quitte par la mort ou autrement, sont intéressants aussi et ont également le droit d'être protégés.

Sans contester que l'obligation de la désinfection tombe à merveille sur ces logements d'hôtel où les voyageurs se succèdent et où chacun peut, sans s'en

1. Voy. *D. Vierteljahrsschrift für öffentl. Gesundheitspflege*, XXIV, page 324, 1892.

douter, recueillir des germes infectieux laissés par l'un de ses prédécesseurs, comme il recueille l'odeur du tabac ou les parfums de toilette. Il ne manque pas, en France, de villes maritimes, de stations climatiques ou thermales, où les tuberculeux convergent. Les chambres d'hôtel, dans ces villes, en deviennent fort dangereuses pour des visiteurs non phtisiques, et capables de rendre plus phtisiques encore ceux qui le sont déjà. La désinfection, au départ de chacun de ces hôtes suspects, est la sauvegarde de ceux qui viendront après et, heureusement, la sauvegarde aussi des intérêts des hôteliers, dont les immeubles ne tarderaient pas, sans cela, à inspirer une juste horreur et perdraient toute clientèle.

Finalement, nous pensons que la désinfection est, dès maintenant, de rigueur, à la suite de la tuberculose, dans toutes les habitations où les hôtes se succèdent naturellement à de courts intervalles, comme les hôtels de voyageurs, les hôtels meublés, les auberges et établissements analogues. Nous croyons, en outre, qu'il devrait en être de même dans les habitations privées qui ne doivent pas cesser d'être occupées par la famille du phtisique parti ou mort, et nous espérons que la tuberculose sera inscrite sur la liste des maladies dans lesquelles la déclaration et la désinfection seront également obligatoires.

La Dysenterie. — La dysenterie est une maladie infectieuse et transmissible. Le microbe moteur n'en est pas encore exactement déterminé. Chantemesse et Widal [1] ont annoncé la découverte d'un bacille qui leur paraissait spécifique ; mais leurs recherches ne portèrent que sur cinq malades, et l'on objecte que ces observations ont été trop peu répétées et contrôlées pour pouvoir prétendre à la dignité de loi. Cepen-

1. *Bull. Acad. méd.*, 17 avril 1888.

dant, A. Laveran [1] a récemment fait connaître à la *Société médicale des Hôpitaux*, qu'ayant eu l'occasion d'observer dans son service plusieurs cas de dysenterie chronique des pays chauds, il a trouvé, en grand nombre, dans les selles de ses malades, des bacilles semblables à ceux de Chantemesse et Widal. Une opinion étiologique différente est soutenue, depuis 1887, par Kartulis, médecin de l'hôpital grec d'Alexandrie ; c'est celle d'après laquelle la dysenterie serait due à la présence, dans l'intestin, d'amibes qu'on trouve dans les selles et dans des coupes de la paroi intestinale de cadavres de dysentériques [2]. Uplavici obtint, à Prague, les mêmes constatations que Kartulis en Égypte, et il semble que Rob. Koch lui-même ait donné son appui à l'*amœba coli*, comme cause de la dysenterie.

D'autre part, Babès, en 1887, avait signalé la présence constante, dans les intestins de dysentériques examinés par lui, d'un fin bacille courbe, qu'il ne donne pas, d'ailleurs, comme ayant une spécificité étiologique ; et, tandis que Lambl, Cunningham, Lösch, Sousino, Grassi, Councilmann, Osler de Baltimore, Dock à Galveston, etc., confirmaient l'importance du rôle des amibes dans les affections dysentériformes, d'autres auteurs, trouvant ou ne trouvant pas ce parasite, déclaraient qu'il est, dans tous les cas, l'effet et non la cause de la dysenterie, c'est-à-dire que cette maladie crée des conditions favorables au développement de l'amibe.

Le docteur A. Maggiora, de Turin [3], à l'occasion

1. *Mercredi médical* du 11 mai 1892.

2. Kartulis, *Ueber Riesen-Amöben bei chronischer Darmentzündungen der Aegypter* (*Virchow's Archiv*. vol. XCIX. p. 145. — *Zur Aetiologie der Dysenterie in Aegypten* (*Ibid*. vol. CV, p. 521). Etc.

3. Maggiora (A). *Quelques observations microscopiques et bactériologiques faites durant une épidémie d'entéro-colite dysentérique*. Turin, 1891.

d'une « épidémie d'entéro-colite avec tous les symptômes principaux de la dysenterie », observée dans la commune de Grazzano, province d'Alexandrie, reprit cette question et reconnut, dans les selles des malades, une fois le *paramæcium coli*, mais le plus souvent des microbes divers dont le bacille de beaucoup prédominant fut le *Bacterium coli commune*. Il rappelle à ce propos, que le *bacterium coli commune* acquiert, dans des conditions spéciales, une virulence supérieure à la normale et peut, se trouvant en très grande quantité, devenir chez l'homme une cause de phénomènes morbides dans le genre de ceux qu'il produit facilement chez les cobayes.

Nous sommes très disposé, en présence de ces faits et de ces doctrines, à nous rapprocher de l'opinion de Maggiora, récemment confirmée par A. Lutz, à Honolulu [1], d'après laquelle il existerait différentes formes de la dysenterie, « cliniquement très semblables, au moins dans les lignes principales, étiologiquement différentes » ; de telle sorte que si l'on peut rencontrer des entéro-colites dues aux amibes, il y a, d'autres fois, des dysenteries épidémiques qui dépendent d'une autre cause. John Rhein trouve régulièrement l'amibe du côlon, Ogata, au Japon, jamais. Ce dernier cultive, au contraire, des bacilles courts et fins. Peut-être que la dysenterie d'Afrique n'est pas exactement de même origine que celle d'Europe, bien que les deux maladies présentent des symptômes fort voisins et des lésions anatomiques identiques, de même que Kelsch et Kiener ont pu produire les lésions de la dysenterie sur un animal par une injection intestinale d'ammoniaque.

Est-ce en raison de ces incertitudes sur le rôle du parasite de la dysenterie que les autorités de police

1. Lutz (A.), *Zur Kenntniss der Amöben-Enteritis und Hépatitis* (*Centr. blatt für Bakteriologie und Parasitenkunde*, X, nº 8, 1891).

sanitaire ne la rangent encore que parmi les maladies dans lesquelles la désinfection est recommandée, sans être obligatoire dans tous les cas, ni régulièrement poursuivie ? Il se peut aussi qu'on ait tenu compte de la rareté relative des épidémies de dysenterie dans les grandes villes d'Europe, et du défaut de tendance à l'épidémicité des cas sporadiques observés çà et là.

En effet, quelle qu'en soit l'origine, au point de vue parasitaire, la dysenterie est contagieuse. C'est ce qui ressort des faits les plus récents et, en particulier, de l'épidémie même de Grazzano, qui a été étudiée par Maggiora. « Relativement à la diffusion, dit l'auteur, je pus observer qu'elle se produisait d'une manière identique à celle du choléra, les cas de contagion étant les plus nombreux et très évidents, et que l'épidémie diminua sensiblement, puis cessa, quand on appliqua des règles sévères pour la désinfection des déjections, du linge, des habitations, et pour l'approvisionnement de l'eau à boire. »

La même conclusion découle de la relation de l'épidémie de Rambervillers [1], due à Lardier et Pernet, et qui, tout en obscurcissant à plaisir l'étiologie pour les besoins de la théorie hydrique, met remarquablement en lumière la propagation par contact direct ou par l'intermédiaire d'objets souillés.

Le docteur Lemoine a relevé cinq cas où la contagion paraît ne pouvoir être imputée qu'à la communauté de chaises percées ayant servi à des dysentériques [2]. Il rappelle, à cette occasion, l'opinion, dans le sens de la contagiosité de la dysenterie, de Kelsch et Kiener, conforme, d'ailleurs, à l'enseignement classique de Pringle et des épidémiologistes des siècles précédents.

Dans l'armée, où la dysenterie est encore fré-

1. Lardier et Pernet, *Epidémie de dysenterie à Rambervillers* (*Bull. méd. des Vosges*, janvier 18·2, p. 37).

2. Lemoine, *Contribution à l'étude de la contagion de la dysenterie* (*Lyon médical*, 1889).

quente, il est manifeste qu'elle se transmet d'une localité à une autre, d'un régiment à un second, par les relations humaines. Ainsi, en 1889, des troupes venant de Vincennes la transportent au camp de Châlons. Mais il a toujours été frappant que l'importation réussit mieux sur certains terrains et que l'intensité de l'évolution épidémique est soumise à des influences saisonnières. C'est régulièrement à la fin de l'été que se présentent le maximum des cas et celui des décès. Le minimum, en 1889, est au maximum dans le rapport de 100 à 850. Il est assez rare que l'on puisse incriminer l'eau à titre de véhicule spécifique du contage. Quand l'eau de boisson a pu être suspectée, ç'a été d'ordinaire au point de vue banal [1]. Parmi les microbes que l'analyse bactériologique y a reconnus quelquefois, le *bacillus coli communis* mérite seul d'être mentionné.

Quel que soit le parasite de la dysenterie, c'est l'intestin qui est le siège de la maladie et, par conséquent, il est vraisemblable que l'agent pathogène est dans les selles. C'est donc du côté des souillures fécales et des poussières qui peuvent provenir de leur dessiccation dans les locaux et sur les effets que les efforts de la désinfection doivent être dirigés.

Pour la pratique, nous pensons que, dans nos pays, on peut ne pas formuler la nécessité de la désinfection *dans tous les cas* de dysenterie. Mais, dès qu'une épidémie de cette affection se déclare dans un groupe, ville, village, régiment, pensionnat, cette opération nous paraît devoir être imposée à bref délai.

Elle est encore assez grave pour mériter cette prophylaxie énergique. La dysenterie cause environ 30 p. 1.000 de tous les décès dans l'armée française. En 1889, le chiffre absolu a été de 78 décès pour

1. Voy. ACHINTRE, *Relation d'une épidémie de dysenterie observée sur le 11e régiment de cuirassiers à Lunéville en* 1889 (*Archives de méd. milit.* XVI, p. 24, 1890).

3.870 cas, sans compter l'Algérie, la Tunisie, ni le Tonkin. L'épidémie de Rambervillers a donné 250 malades et 18 morts. Celle de Grazzano (Maggiora), 200 malades et seulement 3 décès.

La Coqueluche. — La coqueluche n'est inscrite, à Berlin, que parmi les infectieuses à désinfection éventuelle. En France, on n'en parle guère à ce point de vue ; non que l'on conteste la contagiosité de la maladie, mais, sans doute, parce que, la contagion de la coqueluche ne menaçant que les enfants, il suffit d'isoler le malade pour préserver les individus susceptibles. Au *Conseil d'Hygiène de la Seine*, en 1890, M. Ollivier ne propose pas d'autre mesure prophylactique, tout en constatant que, dans l'année précédente, la maladie a fait 520 victimes à Paris.

On ne connaît pas, d'ailleurs, le parasite de la coqueluche. Hagenbach, au Congrès de Wiesbaden (1887), présenta des arguments qui démontrent, ce que l'on sait généralement, que l'agent infectieux de la maladie est dans le mucus des voies respiratoires ; par suite, dans l'expuition des malades. Afanasieff, dans ces produits d'expuition, reconnut de petits bacilles qu'il put cultiver sur agar et sur pomme de terre, et dont l'inoculation sous la muqueuse trachéale de chiens et de lapins déterminait des accidents analogues à ceux de la coqueluche. Par contre, Deichler signale, dans le mucus de la coqueluche, des protozoaires qui lui paraissent jouer le rôle étiologique principal.

Sans aller plus avant dans une question si peu élaborée, nous admettons que, dans les circonstances habituelles, on borne la défense vis-à-vis de la diffusion de la coqueluche aux mesures d'*isolement* acceptées de tout le monde, sans recourir à d'autre désinfection que celle des vêtements des enfants, des linges qui ont pu servir à leur essuyer la bouche dans les crises, des mains et de la face des malades eux-mêmes. Il suffit, pour cette dernière, de lotions savonneuses tièdes ; ce sont les linges qui auront servi à la toilette qui seront traités par les agents désinfectants proprement dits.

Cela ne veut pas dire que l'on ne reconnaîtra pas, plus tard, la nécessité de la désinfection générale dans la coqueluche, ni que, dès aujourd'hui, il ne puisse se présenter, dans les allures des épidémies de cette affection, des caractères qui légitiment l'application de ses procédés.

3 CLASSE. — *Maladies qui n'exigent pas la désinfection générale.*

La rougeole. — Les raisons pour lesquelles on ne désinfecte pas dans la rougeole sont exposées dans la communication de M. Sevestre à la *Société médicale des hôpitaux*, résumée comme il suit, par la *Semaine médicale* : « La rougeole est très contagieuse pendant la période d'invasion, et cela dès le début de cette période, alors qu'elle ne l'était pas dans la période d'incubation ; elle est encore contagieuse pendant l'éruption, mais *cesse de l'être dès que celle-ci est terminée.* La transmission se fait, dans l'immense majorité des cas, par l'air atmosphérique, d'un enfant à un autre enfant, la zone contagieuse ne dépassant guère quelques mètres de rayon. La contagion par une personne étrangère ou par les objets qui ont touché les malades est exceptionnelle et ne peut guère avoir lieu que s'il y a eu transport en très peu de temps à très faible distance ; car le contage de la rougeole perd très rapidement ses propriétés nocives. De ce qui précède, il résulte que, pour empêcher la propagation de la rougeole, il faut isoler les malades aussitôt que possible, et même isoler tous ceux qui peuvent être suspects d'avoir pris la rougeole avant qu'ils en aient les premiers symptômes. La désinfection des objets qui ont été en contact avec les malades est aussi une bonne précaution, mais n'est pas indispensable [1]. »

L'auteur pensait alors que le contage de la rougeole peut se trouver dans l'air *expiré* des malades. Bien que l'on ne connaisse pas la nature de ce contage, Grancher, estimant dès lors que le moteur de cette infectieuse ne peut être qu'une bactérie [2], émit l'avis que sa présence dans l'air ne saurait être que la conséquence de la dessiccation et de la pulvérisation du mucus rubéoleux, déposé sur les linges, la literie, les objets divers ; en d'autres termes, ce virus se propagerait par l'air atmosphérique, quand il prend cette voie, de la même façon que le virus tuberculeux. Aussi Grancher recommande-t-il la désinfection par l'étuve à vapeur de ces linges, des vêtements et de tous les objets qui sont susceptibles de recevoir le mucus rubéoleux.

Qu'est-ce à dire, sinon qu'il faut désinfecter *pendant la maladie*, traiter les linges, vêtements, literie, ustensiles par les moyens connus, au fur à mesure (*désinfection immédiate* de Grancher) que la contamination de ces objets se produit, grâce au larmoiement, au

1. Sur le mode de transmission de la rougeole et de la diphtérie (*Soc. médic. des hôp.* et *Semaine médicale* du 27 février 1889).

2. On ne connaît pas encore le microbe de la rougeole. Canon et Pielicke (*Uber einen Bacillus im Blute von Masernkranken.* In *Berliner klin. Wochenschrift*, 1892, n° 16, p. 377) annoncent que le sang, le mucus nasal et conjonctival des rubéoleux leur ont fourni le germe pathogène de cette maladie. C'est un bacille d'une longueur égale au rayon d'un globule sanguin, quelquefois plus petit et présentant l'aspect d'un diplocoque, parfois plus grand, incurvé et laissant voir des parties incolores à côté des parties colorées par les réactifs (bleu de méthyl et éosine). Les bacilles de ce caractère ont été trouvés dans le sang des malades pendant toute la durée d'une atteinte de rougeole, une fois même pendant les trois jours qui ont suivi la défervescence. (E. Ricklin, in *Gazette médicale*, 1892, 23 avril, p. 197).

coryza rubéoleux, à la bronchite ? Ces phénomènes de catarrhe, comme on sait, se manifestent surtout au début, avant même que l'éruption soit visible à la peau. Aussi le rubéoleux est-il déjà contagionnant 3 à 4 jours avant l'éruption, contagionnant d'une extrême énergie et qu'il faut séparer au plus tôt des individus réceptifs, s'il y en a dans l'entourage.

Mais quand la maladie est finie, tout est fini. C'est, du moins, ce que tendent à établir les observations les plus récentes.

Il se fait de plus en plus certain que la rougeole n'est plus contagieuse à la période de desquamation, si redoutée autrefois. Tous les hygiénistes, y compris l'Académie de médecine, abrègent la durée de l'interdiction de l'école en cas de rougeole ; le délai de 25 jours paraît aujourd'hui plus que suffisant. Förster, cité par Bard, n'a jamais vu un cas de contagion au delà du 5ᵉ jour après l'éruption ; Sevestre, non plus ; Darolles, de Provins, exceptionnellement, en aurait encore observé au 7ᵉ et au 11ᵉ jour [1].

Quant à la durée de survie des germes morbilleux, Sevestre ne croit pas qu'elle dépasse les limites de deux ou trois heures, et Bard partage cette opinion ; au point que ce dernier auteur reviendrait volontiers à la contamination par *l'air expulsé* des malades, au moins celui des secousses de toux, dans le sens de Sevestre, plutôt que d'accepter la transmission indirecte par des produits de sécrétion desséchés sur les objets, comme l'entend Grancher. « A chaque contamination, dit-il, correspond la présence réelle d'un contagionnant, sans que pas une seule fois on ait eu besoin d'invoquer la persistance des germes dans le local ou sur les objets. » Grancher lui-même ne conteste pas que la virulence de la rougeole ne soit courte, quoique, selon lui, elle puisse persister pendant quelques jours.

1. Bard (L.), *Contribution à l'étude de l'épidémiologie de la rougeole* (*Revue d'hygiène*, XIII, p. 393, 1891).

Dès lors, à quoi bon désinfecter *après* la maladie ? Au lieu d'envoyer la literie et les vêtements à l'étuve et d'introduire les désinfecteurs dans la maison, il suffit d'ouvrir largement la chambre du malade et de mettre à l'air les objets qui lui ont servi. Cette opération, dût-elle durer quelques jours, pour faire tous les sacrifices à la prudence, est en somme plus simple qu'une désinfection complète.

En fait, bien que la rougeole soit comprise, à Lyon, parmi les maladies pour lesquelles la municipalité fait exécuter des désinfections à domicile, de même qu'elle est inscrite sur la liste de celles pour lesquelles le Comité consultatif d'hygiène publique de France prescrit une désinfection ultérieure du local et des objets contaminés, Bard n'impose plus cette désinfection dans les locaux ou écoles atteints de rougeole, non plus que dans son service d'hôpital.

Elle n'est nommée, à aucun titre dans les ordonnances de police de Berlin, relatives à la désinfection.

Quelques hygiénistes vont plus loin, et j'avoue qu'il m'est arrivé, il y a longtemps déjà, de faire des applications partielles de cette doctrine; ils inclinent à rayer la rougeole du cadre des maladies évitables (Bard). On n'échappe guère à la rougeole ; le point important est, sinon de choisir le moment où elle peut être permise, comme dit Bard, au moins de tenir les enfants dans un état de résistance générale tel qu'ils en subissent les atteintes sans péril. Car elle n'est pas maligne par elle-même ; mais les dispositions du terrain, dans de certaines couches sociales, la rendent assez grave pour qu'elle fasse, en France, annuellement, de 3.000 à 6.000 victimes dans les 105 villes au-dessus de 10.000 habitants dont on possède la statistique ; plus que la variole, presque autant que la fièvre typhoïde.

La Hollande, paraît-il, vient de faire disparaître la rougeole de la liste des maladies contre lesquelles les services d'hygiène ont à combattre (Bard).

Lorsque j'étais médecin à l'Ecole de Saint-Cyr et que je faisais, du même coup, bon gré mal gré, la clientèle de cette petite ville, je ne prescrivais même pas l'isolement des petits morbilleux, pour peu que la famille fût aisée, eût de bonnes habitudes d'hygiène, et que les frères et sœurs du malade eussent des apparences de vigueur. J'avais, du reste, remarqué que la prescription de l'isolement, dans les familles, arrive régulièrement trop tard. Les contacts sont dangereux dès avant l'éruption [1].

Malgré la valeur des médecins de Paris et de Lyon qui ont fourni les bases de la doctrine moderne, nous ne saurions passer sous silence quelques protestations autorisées en faveur des opinions anciennes. J. Ulffelmann [2], en analysant un des premiers travaux de Sevestre, en date de juillet 1886, émet le doute que la négation, par cet auteur, du transport *indirect* de la rougeole rencontre l'assentiment général. Le médecin-major Sudour, [3] dans un travail récent, admet que les germes morbilleux puissent se réveiller après plusieurs mois de sommeil, comme Czernicki pense l'avoir observé, après plusieurs années peut-être et, dans tous les cas, après 10 jours au moins. De son côté, le médecin-major Louis attribue l'éclosion de la rougeole chez l'un de ses infirmiers au fait que cet homme avait été employé au grattage du plancher d'une chambre, occupée antérieurement par un rubéolique. C'est la transmission par le local. Enfin, Lardier [4] pense avoir prévenu l'extension de la rougeole dans une fa-

1. Voy. GRANCHER, *Essai d'antisepsie médicale* (*Revue d'Hyg.*, XII, p. 495, juin 1890).

2. *Fünfter Jahresbericht über die Fortschritte und Leistungen auf dem Gebiete des Hygiene.* Jahrgang 1887. Braunschweig, 1888.

3. SUDOUR (E.), *Notes sur la contagion de la rougeole* (*Archives de méd. milit.*, XIX, p. 24, janvier 1892).

4. LARDIER (de Rambervillers), *De l'isolement et de la désinfection dans la rougeole.* Rambervillers, 1889.

mille, en désinfectant à la convalescence, c'est-à-dire après la desquamation.

Ces appréciations ne sont pas à négliger. Mais nous pensons qu'il y aurait de sérieuses objections à leur opposer ; ne fût-ce que l'existence de la rougeole dans la ville de garnison, antérieurement à l'apparition de la maladie dans le groupe militaire.

Pour la pratique, nous croyons que la rougeole peut se passer de la désinfection publique. Mais cela ne dispensera point de poursuivre incessamment, pendant son décours, la stérilisation des sécrétions virulentes sur les objets qu'elles peuvent atteindre, non plus que d'assurer, en fin de maladie, l'aération la plus large des locaux, de la literie, des vêtements suspects. C'est encore la désinfection, si l'on veut ; mais c'en est une forme très simple, une façon d'aider le contage morbilleux à périr de mort naturelle. Elle est tellement élémentaire que l'on serait coupable de ne pas en user.

La pneumonie. — On trouve, dans le poumon des malades atteints de pneumonie fibrineuse (croupale, comme disent les Allemands), des micro-organismes divers. Le plus commun, qui est, d'ailleurs, essentiellement virulent, est le *diplococcus lanceolatus capsulatus*, dit de Fraenkel, qui a été reconnu par Pasteur en 1881, puis par Sternberg, et décrit par Talamon en 1883. Les remarquables travaux d'A. Frænkel, de Weichselbaum, de Netter, de Foa et Bordoni-Uffreduzzi, etc., en ont fait ressortir l'importance dans la pneumonie en même temps qu'ils en fixaient les caractères
monie en même temps qu'ils en fixaient les caractères
bactériologiques.

Mais il ne paraît pas être le moteur exclusif de la pneumonie. Le *pneumocoque*, dit de Friedlander, se trouve dans les exsudats pneumoniques 9 fois sur 100, selon Weichselbaum, à l'exclusion du précédent. Arustamow, dans une pneumonie typhoïde, a rencontré dans le poumon à la fois le diplocoque de Frænkel et le bacille d'Eberth [1]. Le diplocoque lancéolé lui-même serait au moins d'une assez grande malléabilité et naturellement sujet à des variations assez considérables, tant au point de vue morphologique que sous le rapport de la virulence, ainsi qu'il ressort du mémoire de Walther Kruse et Sergio Pansini [2]. De telle sorte que ce sont les conditions du milieu qui décident de la plus ou moins grande activité végétative du microbe et peut-être même du degré de virulence auquel il atteint. Ces mêmes conditions favoriseraient tantôt l'un tantôt l'autre des microbes pneumonigènes.

Cette manière de voir se trouve confirmée par un fait très considérable, et qui est décisif au point de vue qui nous occupe, à savoir que le diplocoque lancéolé existe normalement sur la muqueuse aérienne et se rencontre, par suite, dans la salive de la moitié peut-être des hommes sains et à peu près toujours dans la salive des individus qui souffrent d'un catarrhe respiratoire quelconque [3]. Les épidémies de pneumonie ne naissent donc pas nécessairement d'un apport de l'agent virulent par un milieu extérieur, où, du reste, on ne l'a jamais vu, mais probablement d'une généralisation des dispositions favorables dans le milieu humain, à la faveur de circonstances météoriques ou autres. Ces épidémies, à la vérité, ne sont pas communes. Mais encore faut-il faire quelques réserves vis-à-vis du rapport étiologique que R. Emmerich a voulu établir entre les épidémies de pneumonie de la prison d'Amberg (Palatinat) et la présence, dans les

1. Arustamow (M. J.), *Ueber Aetiologie und klinische Bacteriologie der croupösen Lungenentzündung* (*Baumgarten's Jahresbericht*, 1889).

2. Kruse (W.) und Pansini (S.), *Untersuchungen über den Diplococcus pneumoniae und verwandte Streptokokken* (*Zeitschrift für Hygiene und Infectionskrankheiten*, XI, p. 279, 1892).

3. Voy. Netter, *Le Pneumocoque* (*Archives de médecine expérimentale*, II, p. 677, 1890)

matériaux d'entrevous, d'un pneumocoque, qui était justement celui de Friedländer.

Ajoutons que, frappés du nombre des variétés du diplocoque pneumonique et de ses affinités avec les streptocoques, Kruse et Pansini émettent l'idée que toutes ces bactéries pourraient bien dériver d'un type unique de streptocoque, lequel serait vraisemblablement de nature saprophytique à l'origine. C'est l'homme qui ferait la virulence.

Dans les crachats pneumoniques desséchés, le diplocoque se conserve virulent pendant plusieurs jours et même jusqu'à deux mois (Bordoni-Uffreduzzi), pourvu qu'il soit abrité contre l'action de l'air, de la lumière et des choses extérieures. Il semble que la gangue même de mucus concret le protège et le fasse durer plus longtemps. On comprend, dès lors, que la pneumonie soit contagieuse par les crachats desséchés (Netter). Mais, si l'on pulvérise finement ce mucus desséché, le microbe succombe en peu de jours. Kruse et Pansini font remarquer que, pour cette raison, le diplocoque une fois hors de l'homme, n'est plus dangereux ; s'il l'était, ce serait par l'inhalation de la poussière des crachats desséchés ; or, le microbe ne résiste pas sous cette forme.

D'après les observations de ces auteurs, c'est la lumière, même diffuse, qui compromet le plus l'existence du diplocoque. L'oxygène de l'air et la privation d'humidité font le reste.

Dans ces conditions, la désinfection générale des objets et des locaux, de la façon que nous l'avons entendu, ne rendrait pas de services positifs. Elle n'arriverait guère avant la disparition spontanée du diplocoque, je veux dire de celui qui est extérieur à l'homme. Sans compter qu'en livrant le local à l'action de l'air et de la lumière, on met en œuvre des parasiticides très efficaces pour le cas supposé. On doit certainement recourir à ces *désinfectants natu-*

rels pendant le décours de la maladie, et, calfeutrer un pneumonique, c'est faire courir des risques à l'entourage, autant que mal soigner le patient.

Quant à la désinfection de la bouche, il est utile de la pratiquer chez le malade et chez toutes les personnes vivant dans l'atmosphère infectieuse. Mais, jusqu'à quel point doit-elle aller ; quelles garanties donnera-t-elle contre un microbe qui peut se trouver dans la profondeur des voies aériennes ? C'est ce qu'il est encore difficile de préciser, dans l'état actuel de nos connaissances.

L'Érysipèle. — Il est classique que l'érysipèle est dû à la présence, dans l'épaisseur de la peau de l'homme, du *streptocoque* de Fehleisen Mais il existe un assez grand nombre de streptocoques, qui ont été rencontrés dans des maladies différentes de l'érysipèle et, d'ailleurs, différentes entre elles ; ces microbes présentent de fortes analogies de propriétés bactériologiques les uns par rapport aux autres. Depuis Fehleisen, on a appris à connaître le streptocoque de la fièvre puerpérale (Doléris), ceux de la suppuration (Rosenbach, Passet, Garré), des furoncles et même de la scarlatine et de la diphtérie. Le retour pandémique de la grippe, dans ces dernières années, a permis à Ribbert, Finkler, Duponchel, Vaillard et Vincent, de mettre en vue de nouveaux streptocoques, que ces derniers auteurs identifient, toutefois, avec le micrope de l'érysipèle. Nicolaier et Guarneri ont cultivé, d'une terre de jardin souillée, un *streptococcus septicus*, très virulent pour les souris. Netter et Biondi en ont démontré un autre dans la salive humaine.

Il est difficile de démêler la spécificité de chacun dans ce vaste groupe de streptocoques ; il est probable que plusieurs types, qu'on a cru différents, se confondent en réalité. Ernst a pensé qu'il n'y a qu'une bactérie pyogène ; elle prend des aspects divers selon la porte d'entrée par laquelle elle a pénétré dans l'économie. Des recherches de von Lingelsheim [1], il résulte qu'on peut faire deux groupes de streptocoques présentant chacun au moins deux caractères distinctifs de grande importance. Le premier groupe se distingue par la brièveté de ses chaînettes dans les cultures et n'est point pathogène; l'auteur le caractérise par la désignation générique de *streptococcus brevis*. Le second a la végétation luxuriante et forme de longues chaînettes; les microbes de ce groupe, *streptococcus longus*, sont pathogènes; parmi eux s'inscrivent le streptocoque de l'érysipèle, le *streptococcus murisepticus*, le *streptococcus pyogenes*. Mais les différences entre ces derniers; spécialement le streptocoque de l'érysipèle et le streptocoque pyogène, ne sont pas encore bien nettement établies. Cette indécision est, évidemment gênante, lorsqu'il s'agit d'instituer la lutte contre le moteur de l'érysipèle.

On trouve des streptocoques dans les milieux extérieurs. Eiselsberg, Emmerich, Babès, en ont démontré dans l'air des salles d'hôpital. Peut-être en existe-t-il ailleurs encore, dans des atmosphères moins exposées.

Mais le streptocoque ne pénètre pas par les voies respiratoires ni par les voies digestives, ou, du moins, reste inoffensif quand il prend cette route. Il faut une solution de continuité au tégument, au moins une éraillure de l'épiderme, qui lui serve de porte d'entrée. Aussi, faut-il pratiquer l'antisepsie de la peau dans toutes les occasions, mais surtout quand le tégument est le siège d'ulcérations, d'éruptions vésiculeuses ou bulleuses, qui peuvent provoquer la fissure par laquelle s'introduira le streptocoque, de même qu'il faut intervenir antiseptiquement contre les

1. *Experimentelle Untersuchungen über morphologische, culturelle und pathogene Eigenschaften verschiedener Streptokokken* (*Zeitschrift für Hygiene*, X, p. 330, 1891).

caillots que renferme l'utérus de l'accouchée, dont la putréfaction excite la virulence des microbes de la cavité utéro-vaginale.

On sait, d'autre part, que les mains du chirurgien, que les instruments divers, que le doigt de l'accoucheur sont des moyens de transport, plus redoutables encore que l'air, des streptocoques les plus meurtriers. Et, depuis qu'on le sait, ce serait un crime de manquer à la désinfection des mains et des instruments. Tout le monde le comprend ainsi.

En ajoutant que l'érysipèle, d'ordinaire, ne fait que des cas isolés ou des séries de cas plutôt que des épidémies, on s'explique que cette maladie ne soit pas comprise parmi les affections qui doivent, régulièrement ou même exceptionnellement, entraîner la désinfection à domicile. Je ne fais pas de difficultés pour me ranger à cette pratique, jusqu'à nouvel ordre et pour ce qui concerne les particuliers. Mais il reste entendu que l'antisepsie continuera de s'exercer dans les salles d'hôpital, dans les salles d'opérations, les maternités, et d'ailleurs partout, de la part des médecins et des chirurgiens. Je pense même que, dans le cas d'une série d'érysipèles dans la même salle, il conviendra de désinfecter à fond ce local, de le livrer à une large aération pendant quelque temps, et d'envoyer à l'étuve la literie qu'elle renfermait.

La Grippe. — Au point de vue du nombre des cas et de la généralisation, la grippe est le type des épidémies et même des pandémies. Bien que le chiffre des décès qu'elle entraîne soit peu considérable relativement à celui des malades, elle est en réalité d'une gravité absolue, considérable. D'après la statistique officielle, la moyenne des décès pendant les huit mois de novembre à juin, dans les villes de France de 30.000 habitants et au-dessus, y compris Paris, ayant été de 107.185, dans les trois années antérieures à 1890, le chiffre des décès, pour les mêmes villes et pour la période correspondante de 1889-1890, s'éleva à 119.735; soit une différence en plus de 12.550 décès, apparemment imputables à la grippe, soit directement, soit par influence indirecte de cette infectieuse sur l'évolution de diverses maladies chroniques.

Néanmoins, on fait peu pour la prophylaxie de la grippe. Dans l'armée, où nous avons personnellement montré la contagiosité de la grippe [1], la direction sanitaire centrale a fini par prescrire, en 1892, l'*isolement* des malades. Il n'a pas paru que cette mesure, rigoureusement appliquée dans le 1er Corps d'armée, dès l'apparition des premiers cas dans un régiment, ait jamais empêché l'extension de la maladie à tout le groupe. Le contage de la grippe est vraisemblablement très énergique et susceptible d'être transporté par l'air. Son action se fait sentir de bonne heure et le malade est déjà contagionnant avant que l'on se soit aperçu qu'il a la grippe. Par ailleurs, Vallin et Laborde ont recommandé la prophylaxie personnelle par la désinfection de la bouche, à titre de porte d'entrée du microbe. Celui-ci est encore mal connu. Babès l'a peut-être découvert avant Pfeiffer [2]. Canon et Pfuhl [3] ont aidé à en édifier l'histoire.

Mais personne, que nous sachions, n'a conseillé ni pratiqué la désinfection générale en fin de maladie, telle que nous l'entendons dans ce travail. Je crois bien, eu égard aux allures de cette épidémie, qui se

1. Arnould (J.), *La grippe dans le 1er Corps d'armée* (*Archives de méd. milit.*, XV, p. 409, 1890).

2. Voy. Cornil et Chantemesse, *Sur le microbe de l'influenza* (*Bull. Acad. méd.* 1892, n° 6, 9 février). — Pfeiffer (R.), und Beck (M.), *Weitere Mittheilungen uber den Erreger der Influenza* (*D. medic. Wochenschrift*, n° 21, 1892).

3. Pfuhl (A.), *Beitrag zur Aetiologie der Influenza* (*Centr. blatt f. Bakteriol.*, XI, n° 13).

répand si aisément par les relations entre individus, qu'il n'y aurait guère de succès à attendre d'une opération tardive, comme cette désinfection générale. Cependant, il est possible qu'un jour, les mœurs mieux connues du moteur de la grippe portent à modifier cette formule. Il y aurait lieu, sans doute, de combiner la désinfection avec l'isolement.

Dès maintenant, nous pouvons dire, d'après la pratique de l'un des médecins-majors du corps d'armée, M. le docteur F. Darde, que l'action de l'air paraît très défavorable au microbe en question. M. Darde a formellement institué, dans son régiment, le 1er d'infanterie, la prophylaxie par la mise en plein air des hommes et l'ouverture des fenêtres des chambres, la plus large et la plus prolongée possible. Ce régiment a été à peine touché par l'épidémie grippale de 1891-1892.

Aussi bien la grippe prospère au mieux dans la saison froide, pendant laquelle chacun se calfeutre dans les habitations et où l'on vit dans des atmosphères plus ou moins confinées. En 1889-1890, nous avions conseillé la restriction des exercices au dehors et le chauffage des chambres ; la grippe n'en fut que plus intense, et notre méthode a eu l'air d'une erreur.

Nous n'irons pas plus loin dans cette revue, bien qu'il puisse rester encore des situations intéressantes à examiner. Les formules qu'elle nous a permis d'établir semblent correspondre à l'état actuel de nos connaissances étiologiques et devoir suffire jusqu'à nouvel ordre à la pratique la plus scrupuleuse

CHAPITRE II

DES DÉSINFECTANTS APPLICABLES A LA DÉSINFECTION PUBLIQUE

Les *désinfectants* sont des agents capables de tuer les microbes infectieux.

Nous ne connaissons pas encore tous les microbes infectieux ; peut-être en trouvera-t-on de plus résistants que ceux d'aujourd'hui. En outre, certaines bactéries très résistantes, inoffensives à l'ordinaire, peuvent devenir pathogènes à leur moment. Nous partageons, néanmoins, l'avis de Behring [1], que ce n'est pas une raison pour exiger d'un réel désinfectant l'aptitude à détruire *tous* les microbes, infectieux ou non, y compris les espèces de haute résistance qu'on trouve dans le sol ou sur la pomme de terre. Le principe contraire pourrait conduire à des efforts et à des frais inutiles. A mesure que les notions scientifiques se développeront, la pratique de la désinfection se modifiera aussi ; et lorsqu'on aura découvert des moteurs pathogènes réfractaires à nos moyens actuels, il sera encore temps de s'arranger pour faire mieux.

Mais il ne suffit pas, à un désinfectant, de suspendre l'activité végétative, la prolifération des bactéries,

1. *Ueber Desinfection, Desinfectionsmittel und Desinfectionsmethoden* (*Zeitschrift für Hygiene*, IX, p 395, 1890).

bien que cet arrêt de développement puisse être déjà un service rendu. Il faut que les organismes soumis à à la désinfection soient anéantis sans retour, et que leurs spores, quand ils en ont, soient mises définitivement hors d'état de germer.

Cette double condition constitue deux cas bien distincts en regard des mesures de désinfection; sinon au point de vue des procédés, qui cherchent toujours à obtenir le maximum d'effet, au moins à l'égard des chances de succès des opérations accomplies. Il est bien connu qu'il est beaucoup plus difficile de stériliser une matière infectieuse renfermant des spores que de tuer des organismes qui en sont dépourvus. Un petit nombre seulement des agents chimiques qui sont efficaces dans le second cas conservent le pouvoir désinfectant vis-à-vis du premier[1]. Encore faut-il élever les doses et allonger la durée d'application.

Heureusement, ainsi qu'on l'a vu dans le chapitre précédent, la plupart des bactéries qui représentent les grands fléaux de l'humanité manquent de spores. Ainsi, le bacille typhique, celui du choléra, de la diphtérie, probablement celui de la tuberculose, tous les micrococques, staphylocoques, ou streptocoques, qui président aux infections chirurgicales et à beaucoup d'autres. Le bacille du charbon lui-même n'a de spores que dans des circonstances déterminées, et l'on a pu en obtenir une variété qui n'en a jamais.

En pratique, il ne faut envisager que le cas particulier. Un désinfectant, qui ne détruit pas tous les microbes possibles mais qui tue certainement *tous* les microbes de l'infection spéciale contre laquelle on lutte pour le quart d'heure, ne laisse rien à désirer. Mais je pense qu'il faut exiger au moins cette condition, en principe; car, en fait, un agent qui ne tuerait que les neuf dixièmes des microbes infectieux restés

1. Koch (R.), *Ueber Desinfection* (*Mittheilungen aus den kaiserl. Gesundheitsamte*, 1881).

dans un local après la mort du malade vaudrait encore beaucoup mieux que rien : seulement, quand on cherche à établir une règle, il ne convient pas d'admettre immédiatement une exception, dont la portée, au fond, a des limites inconnues.

Il est nécessaire que les désinfectants *usuels* soient capables d'accomplir leur œuvre de stérilisation dans un *temps limité*, assez court. Rob. Koch posait, en théorie, la règle que ce temps ne dépasse pas 24 heures. C'est trop large. Un local désinfecté dans la journée doit pouvoir être réoccupé le soir. La désinfection du linge et surtout des vêtements ne doit pas en priver leur propriétaire au delà de quelques heures.

Les agents de désinfection sont de deux ordres : *chimiques* ou *physiques*. Il n'y a pas, en réalité, de moyens *mécaniques*, car les frictions à la mie de pain, à l'éponge ou autres, ne désinfectent pas, mais permettent de porter dans un liquide désinfectant ou simplement au feu les germes enlevés d'une surface suspecte. D'ailleurs, les désinfectants physiques, l'air chaud, la vapeur chaude, l'incinération, pourraient se résumer en un seul: la *chaleur*.

A. **Désinfectants chimiques.** — Les désinfectants chimiques s'appliquent au mieux aux matières infectieuses sans spores. En prophylaxie épidémique, ils trouvent donc on ne peut plus fréquemment leur emploi.

Ils sont très variés, tant par leur nature que par leur mode d'action. En général, ils modifient le milieu dans un sens antipathique à la nutrition des bactéries; quelques-uns sont de véritables toxiques pour les micro-organismes. La plupart, malheureusement, sont aussi des toxiques pour l'homme; par suite, sont d'un maniement délicat.

Un certain nombre de ces corps décomposent ou absorbent les gaz et vapeurs de la putréfaction ; à la propriété de désinfectants, ils ajoutent celle de *désodorisants*. D'autres substituent leur odeur spéciale à celle des matières putrides ou la masquent. Il est clair que l'idéal est le corps qui désinfecte et désodorise à la fois sans laisser aucun parfum après lui.

En général, les expériences d'après lesquelles on a pensé pouvoir établir le pouvoir désinfectant des diverses substances et fixer les limites dans lesquelles il s'exerce, ces expériences ont été faites à la température ordinaire et sur la substance isolée. Nous aurons, cependant, l'occasion de remarquer que l'action d'une température plus élevée peut favoriser celle du désinfectant et que certaines associations arrivent, sous ce rapport, à des effets qu'aucun des composants ne pouvait obtenir.

Behring a mis en relief, au sujet de l'emploi des désinfectants, une série de lois qu'il convient de ne pas perdre de vue.

a) Les conclusions relatives à l'efficacité d'un désinfectant ne valent que pour le milieu dans lequel ont été faites les expériences d'où ces conclusions sont tirées. Il peut en être autrement dans un milieu de constitution physique ou chimique différente. Il est facile de tuer, par le sublimé, à la dose de 1 sur 500.000, en quelques minutes, les bacilles en suspension dans l'eau ; il faut la proportion de 1 de sublimé sur 40.000 pour les bacilles dans le bouillon et au moins celle de 1 sur 2.000 dans le sérum du sang.

b) De la valeur d'un désinfectant vis-à-vis d'une espèce bacillaire il ne faut pas conclure à la même valeur sur une autre espèce. Un gramme de sublimé, dans 60.000 centimètres cubes de bouillon de culture, tue en deux heures les bacilles asporogènes du charbon ; une dose double est insuffisante sur les bacilles typhiques ; le *staphylococcus aureus* en exige une trente fois plus élevée.

c) Plus courte est la durée d'application d'un désinfectant, plus grande doit être la quantité de cet agent pour obtenir le même effet de désinfection.

d) L'effet de désinfection est d'autant plus énergique que la température à laquelle on fait agir le désinfectant est plus élevée, ainsi que l'ont fait remarquer Ch. Richet, Arloing, Henle[1], et comme l'ont confirmé Nocht et Hünermann. Il y a, toutefois, un degré *optimum* de température, variable selon les espèces bactériennes.

e) Il faut tenir compte de la *quantité* de bactéries qu'il y a lieu de détruire dans les objets à désinfecter.

Somme toute, les propriétés chimiques ou physiques de l'objet à désinfecter, l'espèce et le nombre des bactéries, la durée de l'action du désinfectant et la température à laquelle elle s'exerce, sont des conditions décisives.

Nous avons adopté, dans la revue qui va suivre des désinfectants chimiques, l'ordre établi par Behring, qui nous a paru rationnel et commode :

1. Sels métalliques.
2. Acides et alcalis.
3. Composés de la série aromatique.
4. Désinfectants liquides, peu ou point solubles dans l'eau.
5. Corps agissant à l'état solide.
6. Corps agissant à l'état gazeux.

Nous n'insisterons pas sur les agents qui ne sont pas encore entrés dans les procédés de la désinfection publique ou ont des chances de n'y entrer jamais.

SELS MÉTALLIQUES

Le sublimé. — Signalé depuis longtemps comme un désinfectant des plus sûrs, le bichlorure hydrargyrique n'était employé qu'avec réserve lorsque pa-

1. *Ueber Creolin und seine wirksame Bestandtheile* (*Archiv für Hygiene*, IX, p. 188, 1889).

rurent (1881) les *Communications* de R. Koch sur la « Désinfection ». Presque tout ce que l'on peut dire de cet agent se trouvait dans ce travail. Dès lors, la solution de sublimé prit, en antisepsie chirurgicale et en désinfection publique, une place qu'elle ne perdra, sans doute, pas de sitôt. On sait les témoignages apportés, depuis, en sa faveur par Merke, Vinay (Lyon), Gärtner et Plagge, Krupin (Saint-Pétersbourg), etc.

Le sublimé n'est pas le plus énergique des désinfectants ; mais l'on peut dire que c'en est le premier.

Pour ne parler d'abord que de ses qualités secondaires, rappelons la facilité avec laquelle on prépare les solutions de bichlorure, à doses diverses, et avec laquelle on les tient toutes prêtes, en quantité suffisante pour les besoins les plus étendus. Ces solutions ne sont point très altérables, surtout si l'on a soin de les tenir à l'abri de la lumière. L'addition d'un chlorure alcalin en assure davantage encore la conservation.

La solution de sublimé a sur beaucoup d'autres désinfectants la supériorité de ne posséder aucune propriété physique désagréable et, spécialement, de ne pas avoir mauvaise odeur.

En raison de l'activité du sel mercuriel et des faibles proportions dans lesquelles il entre dans les solutions employées à la désinfection, c'est un désinfectant peu coûteux, bien moins coûteux que l'acide phénique, par exemple. Koch avait déjà estimé le prix de revient de la désinfection par le dernier à une somme *dix fois* plus élevée que celui de la désinfection au bichlorure ou au sulfate de mercure. Le sublimé coûte, en France, 8 fr. le kilogramme (Vallin), 0,008 pour 1 litre de solution usuelle.

Sans doute, c'est un poison, comme la plupart des autres désinfectants. Mais sa toxicité est réellement faible relativement à son efficacité désinfectante. Il en reste, évidemment, sur les objets et dans les locaux désinfectés par ce moyen. Mais la quantité qui en existe sur chaque point est si infinitésimale qu'elle est inoffensive pour les humains qui réoccuperont ces locaux ou useront de ces objets. Après vingt-sept jours, selon Guttmann et Merke, il ne reste plus trace de sublimé sur un papier de tenture traité par la pulvérisation. On peut faire suivre le spray de sublimé d'un autre spray avec une solution de carbonate de soude au 100e, qui transforme le bichlorure en un chlorure insoluble ; celui-ci, comme le fait remarquer Esmarch, a des chances d'être de nouveau ramené à l'état soluble s'il pénètre dans les voies digestives de l'homme ; mais il est difficile d'imaginer par quel mécanisme, dans ces conditions, se reproduirait l'administration du calomel à doses réfractées. En fait, Koch, Gaffky, Merke, déclarent qu'on n'observe jamais d'empoisonnement de cette provenance. Nous-même, à la première désinfection un peu large que nous avions prescrite dans une caserne, n'étant qu'à demi convaincu, nous avions invité le médecin-major du régiment à surveiller avec un soin particulier la santé des hommes et l'état de leurs gencives après l'opération. La surveillance se fit, et l'on ne releva pas un soupçon d'intoxication mercurielle.

Nous avons déjà dit que, dans les stations quarantenaires de la Louisiane, on injecte de 6 à 15 kilogrammes de sublimé dans un seul navire. Personne n'en souffre ultérieurement. Cet exemple est fait pour rassurer les plus craintifs — Selon Behring, la toxicité du bichlorure est de 1 sur 100.000 ; c'est-à-dire qu'il en faut 0 gr. 60 pour empoisonner un homme adulte. Laborde dit 0 gr. 0062 par kilogr. d'animal.

Quant à son action désinfectante, elle a été vérifiée sur divers micro-organismes, particulièrement sur les bacilles du charbon, sans spores et avec spores. Ce fut, dès l'origine, le procédé de R. Koch. Geppert[1], de

1. *Zur Lehre von den Antisepticis. — Ueber desinficirende Mittel und Methoden* (*Berliner medic. Wochenschrift*, 1889, n° 36,

Bonn, l'a critiqué, non sans raison. Quand on porte sur un terrain nourricier nouveau un échantillon de culture — ou des fils de soie imprégnés d'une culture de charbon — qui ont subi le traitement mercuriel, il est inévitable que l'on n'introduise, avec cet échantillon, dans le nouveau milieu, un peu de l'antiseptique lui-même. Or, il suffit de 1 sur 400.000 de sublimé dans la gélatine nourricière pour *empêcher le développement* des bactéries charbonneuses sans, néanmoins, qu'elles soient définitivement incapables de reprendre vie dans un milieu favorable. Si, donc, de cet arrêt de développement, on conclut à la mort des bacilles, on est dans l'erreur. Behring signale cet écueil et recommande de l'éviter, soit en transportant l'échantillon désinfecté, à vérifier, dans un grand volume de matière nourricière, du bouillon de préférence, que l'on porte l'étuve à 36°, soit en transformant le sublimé en un sulfure de mercure inerte par le lavage de l'échantillon avec le sulfure d'ammonium, comme l'a conseillé Geppert, ou avec le sulfure de potassium, employé en dernier lieu par cet auteur et par Ad. Heider [1].

Du reste, Geppert, Max Gruber (de Vienne) et Heider rejettent la méthode des fils de soie et pensent obtenir un contrôle plus exact en faisant agir le désinfectant sur une dilution de la culture du microbe étudié. On prend, de cette dilution, à des intervalles de temps déterminés, des échantillons que l'on porte dans du bouillon, où la vitalité des bactéries se montrera, si elle persiste.

Koch avait signalé le fait que, quand on s'adresse à des liquides riches en albumine, si l'on emploie des solutions de sublimé un peu fortes (plus de 0,25 de

et 1890, n° 11). — Voy. aussi : *D. medicinische Wochenschrift*, 1891, n° 37.

1. *Ueber die Wirksamkeit der Desinfectionsmittel bei erhöhter Temperatur* (*Archiv für Hygiene*, XV, p. 341. 1892).

sublimé p. 1.000, dit Behring), une partie de l'albumine est précipitée et empêche la pénétration de l'antiseptique dans les couches profondes du liquide. Il peut donc arriver assez fréquemment que, dans le traitement de matières organiques supposées infectieuses, le sublimé n'accomplisse qu'une désinfection de surface. On pourvoit aisément à cet inconvénient par l'addition de *sel marin* à la solution de sublimé. La proportion convenable est de 5 grammes de chlorure de sodium par litre de la solution de sublimé au 1000e. Les chlorures de potassium, d'ammonium, les iodures de potassium et de sodium, le cyanure de potassium et quelques autres sels produisent le même effet. Cette addition permet de faire les solutions de sublimé avec de l'eau non distillée, pourvu qu'elle ait été préalablement soumise à la coction.

D'ailleurs, Laplace [1], en 1887, avait déjà recherché un moyen de prévenir la précipitation de l'albumine et la formation d'albuminats superficiels qui, dans les plaies, protègent contre l'antiseptique la matière organique sous-jacente. Il avait trouvé ce moyen dans l'addition d'*acide chlorhydrique* ou d'*acide tartrique*. Le premier présentait divers inconvénients, entre autres celui de s'évaporer. L'auteur se décida pour le second, qui est, en effet, passé dans la pratique. La formule adoptée par l'Académie de médecine [2], pour les solutions à délivrer aux sages-femmes, comporte :

Sublimé corrosif	0 g.	25
Acide tartrique	1	00
Rouge de Bordeaux (pour colorer)	0	001

Dans l'armée, la solution de sublimé est préparée au chlorure de sodium, 1 gramme de sel marin pour 1 gr. de sublimé.

1. *Saure Sublimat Lösung als desinficirendes Mittel und ihre Verwendung in Verbandstoffen* (*D. medic. Wochenschrift*, 1887, n° 40).
2. *Bull. Acad. méd.* (11 février 1890, page 236).

Behring a prouvé expérimentalement que l'albuminat mercuriel est tout aussi désinfectant que le sublimé qu'il renferme, si on le reporte dans un liquide qui puisse le dissoudre.

On mélange encore les solutions de sublimé d'acide sulfurique, d'acide chlorhydrique, qui agissent dans le même sens que l'acide tartrique, sont eux-mêmes des désinfectants et déterminent dans la liqueur un degré d'acidité favorable au but que l'on veut atteindre.

Il est, pourtant, une circonstance qui contre-indique formellement l'emploi du sublimé. C'est le cas dans lequel un processus de putréfaction dégagerait des composés sulfureux, capables de transformer le bichlorure en un sulfure de mercure inerte. Le fait se réalise précisément de la part des matières de fosses d'aisance, qu'il serait, d'ailleurs, très imprudent de traiter au sublimé, lorsqu'elles doivent être utilisées comme engrais. En effet, la nécessité de renouveler ici, d'une façon continue, la désinfection entraîne la consommation de quantités du toxique assez considérables pour qu'il puisse en résulter de sérieux dangers d'empoisonnement.

Après avoir pris les précautions convenables pour vérifier le pouvoir désinfectant du sublimé, spécialement celles qu'imposent les justes remarques de Geppert, Behring a reconnu que, pour désinfecter une culture de charbon *asporogène* dans le bouillon, il suffit de l'action pendant 2 heures de 1 gramme de sublimé pour 60.000 centimètres cubes de la culture. Il n'en faut pas davantage pour les bacilles du *choléra* et de la *diphtérie* ; mais une dose double est insuffisante sur les cultures de *typhus*, et *staphylococcus aureus* en exige une trente fois plus élevée.

Le tableau ci-après, emprunté à cet auteur, montre l'efficacité absolue du sublimé sur certains microbes, les différences de cette activité selon les espèces microbiennes et l'aide extraordinaire qu'y apporte l'élévation de la température. Le signe + indique que les bactéries ont continué à se multiplier ; le signe — qu'il n'y a plus eu de végétation bactérienne. F = 3° ; C = 36°).

QUANTITÉ DE SUBLIMÉ AJOUTÉ	1 : 100,000				1 : 50,000				1 : 25,000				1 : 10,000				1 : 1,000			
Durée de l'action	5 m.		1 h.		5 m.		1 h.		5 m.		1 h.		5 m.		1 h.		5 m.		1 h.	
Température..	C	F	C	F	C	F	C	F	C	F	C	F	C	F	C	F	C	F	C	F
Charbon sans spores	+	+	—	+	—	+	—	—	—	—	—	—	—	—						
Bacille du choléra..	+	+	—	+	—	+	—	—	—	—	—	—	—	—						
Bacille typhique	+	+	+	+	+	+	+	+	+	+	—	+								
Bacille pyocyanique.	+	+	+	+	+	+	+	+		+		+								
Staphylococcus aureus.......	+	+	+	+	+	+	+	+	+	+		+	+	+	+	+	—	+	—	+

On voit que les bacilles du charbon et ceux du choléra sont déjà tués par 1 de sublimé sur 100.000, en une heure, pourvu que l'antiseptique agisse à la température de 36°, et qu'ils sont tués, même en cinq minutes, à toute température, par 1 sur 25.000. Le bacille typhique, plus résistant, n'est tué par la solution à 1 sur 25.000 qu'au bout d'une heure et à la température de 36°. *Staphylococcus aureus* est plus tenace encore. D'autres expériences ont montré qu'il n'est pas toujours tué en 25 minutes, à 22°, par la solution au 1000e.

Comme la plupart des désinfections se font à une température supérieure à 3° et beaucoup à la température dite *ordinaire*, c'est-à-dire à 15° ou 18°, il est permis de supposer qu'on ne se tromperait pas trop en prenant pour mesure des résultats de la désinfection au sublimé la moyenne entre les indications C et F du tableau ci-dessus.

Mais rien n'empêche d'adapter à la pratique cette importante notion de l'*augmentation d'activité des désinfectants par la chaleur*. Löffler a conseillé d'opérer, par la solution de sublimé *chaude*, le lavage des planchers. On ne voit pas quel inconvénient il pourrait y avoir à employer au moins *tiède* celle qu'on introduit dans les pulvérisations, encore que la chaleur puisse s'associer mieux à d'autres solutions désinfectantes qu'à celle de sublimé.

Il convient encore de tenir compte du fait que, dans une réelle désinfection, accomplie en des locaux habités et non au laboratoire, la solution de sublimé employée en *spray* ou en lavages agit au moins aussi longtemps que les surfaces intéressées restent humides. Or, ce temps ne se compte plus en minutes, mais dépasse généralement quelques heures, surtout si la température est basse.

Les expériences serrant de très près les conditions de la pratique et dans lesquelles on a cherché, autrement que par l'observation épidémiologique, à vérifier si les bacilles du typhus ou du choléra sont bien tués sur les murs par le lavage ou la pulvérisation de sublimé, ces expériences ne sont pas très nombreuses. Je ne connais, pour ma part, que celles de Guttmann et Merke[1], dont le rapport de Gaffky[2] et la thèse de

1. VIRCHOW'S *Archiv*. Band CVII, Heft 3, p. 459.

2. *Desinfection von Wohnungen* (*D. Vierteljahrsschrift für öffentl. Gesundheitspflege*, XXII, 1, p. 130, 1891).

Fischer [1] reproduisent les traits essentiels. Les expérimentateurs ont projeté, par pulvérisation, des liquides désinfectants sur chaque partie de la surface des parois d'un local, jusqu'à ce que cette surface fût complètement mouillée et ruisselât. Des fils de soie, imbibés de divers virus parmi lesquels les spores du charbon, étaient fixés à la paroi, recevaient le spray et servaient, après la désinfection, à en contrôler les résultats. La solution de sublimé au 1000e ne tuait les spores du charbon que sur environ la moitié des fils en essai. Mais elle détruisait en quelques secondes la vitalité des bacilles charbonneux sans spores, de ceux du typhus abdominal, de l'érysipèle, de la fièvre puerpérale. A vrai dire, E. v. Esmarch [2], qui a répété ces expériences à même sur des murailles, n'a pas reconnu que le spray de sublimé à 1 : 1000 fit absolument et toujours disparaître la vitalité de tous les germes sur la surface traitée par le désinfectant. Mais Esmarch avait une thèse à soutenir en faveur des frictions à la mie de pain, et l'on peut craindre qu'il ait eu quelque hostilité *a priori* envers le spray au sublimé ou à l'acide phénique.

Quoi qu'il en soit, autre chose est d'opérer sur des bacilles ou de le faire sur des spores. Rob. Koch, qui procédait cependant par la pulvérisation, avait sans peine remarqué que des fils de soie imprégnés de spores charbonneuses, où la désinfection avait produit l'*arrêt de développement*, ne provoquaient pas moins le charbon chez les animaux auxquels on les inoculait. Mais il avait eu l'imprudence d'écrire : « que le sublimé, par une seule application d'une solution très diluée (1 : 1000), a le pouvoir de tuer en quelques minutes les germes des micro-organismes même les plus résistants. » Il est reconnu aujourd'hui que le succès an-

1. *De la désinfection publique. Thèse de Lille*, 1892.

2. *Der Keimgehalt der Wände und ihre Desinfection* (*Zeitschrift für Hygiene*, II, p. 491, 1887).

noncé ne se confirme pas toujours. C. Frânkel, à l'Institut d'hygiène de Berlin, a constaté qu'une solution de sublimé à 1 0/00, même avec 20 minutes d'application, ne détermine pas la mort des spores du charbon sur les fils de soie, si on lave ceux-ci à l'eau chaude et qu'on les porte ensuite dans le bouillon (Behring). Le docteur Nocht, dans le même Institut, est arrivé aux résultats suivants :

SOLUTION	PROCÉDÉ EMPLOYÉ pour DÉBARRASSER L'OBJET du désinfectant	DURÉE DE L'APPLICATION jusqu'à DÉSINFECTION	REMARQUES
$Hg\,Cl^2$ 1 : 1000...	Lavage répété à l'eau chaude.	30 minutes.	Une souris inoculée meurt du charbon.
D°...............	Lavage au sulfure d'ammonium, puis à l'eau.	Après 4 heures les spores ne sont pas tuées.	
$Hg\,Cl^2$, 1 : 1000. avec acide chlorhydrique	id.	3 heures.	
$Hg\,Cl^2$, 1 : 1000 avec acide tartrique..........	id.	id.	Les souris inoculées restent en vie.
$Hg\,Cl^2$, 1 : 100...	id.	20 minutes.	
$Hg\,Cl^2$, 1 : 1000 à 37°,5...........	id.	3 heures.	
$Hg\,Cl^2$, 1 : 1000 avec acide tartrique, à 37°,5..	id.	id.	
$Hg\,Cl^2$, 1 : 1000 avec iodure de potassium......	id.	Après 1 heure, les spores ne sont pas tuées.	N'agit pas mieux que le sublimé seul.

D'ailleurs, on ne saurait trop rappeler que la résistance des spores n'est pas toujours identique, fût-ce dans une même espèce bactérienne. Il y a, dans les spores du charbon des « races », disent les Allemands. Aussi les succès des expérimentateurs concordent-ils rarement. Behring, avec la solution de sublimé au 1000e, ne tuait pas les spores en 4 heures, ni même en 10 heures d'une façon certaine. En additionnant de 5 volumes d'acide phénique la solution de sublimé, le succès était, toutefois, un peu plus accentué.

Nous pouvons dire dès maintenant que les solutions d'autres sels métalliques, sauf peut-être le nitrate d'argent, ont encore moins d'action sur les spores que le sublimé. Encore l'efficacité du nitrate d'argent est-elle contestée par Heider (de Vienne). Ce même savant, du reste, rappelle que Geppert a pu obtenir encore, au bout de trois jours, des colonies de spores traitées par le sublimé au 1000e, et pense que personne ne saurait, à l'heure actuelle, dire à quel moment une spore est tuée par le sublimé, parce qu'il peut se produire des circonstances dans lesquelles le sublimé se transformera en une combinaison inoffensive qui fera paraître la résistance des spores plus grande qu'elle n'est[1].

Quoi qu'il en soit, c'est la solution de sublimé au 1000e qui s'emploie le plus généralement, en désinfection publique. Les déterminations de Guttmann et Merke, qui se sont arrêtés à cette proportion, ont probablement contribué beaucoup à la faire adopter.

On a renoncé à l'appliquer à la désinfection des crachats, des vomissements, des matières fécales. Il serait dangereux de s'en servir vis-à-vis de vêtements et d'objets de literie en laine, qu'on ne lave pas d'ordinaire et qui garderaient du mercure pour le moment où il sera fait usage de ces effets après désinfection. Le même danger n'existerait pas de la part du linge, qui peut être passé à la lessive de soude après désinfection ; cependant, ce n'est pas dans la solution de sublimé qu'on plonge, habituellement, le linge sale de provenance suspecte.

1. Heider (Adolf), *loc. cit*, p. 358.

Il est remarquable qu'à Berlin, où ont été accomplis tant de travaux démontrant la supériorité du sublimé, l'administration ne l'ait accepté pour aucune des formes de la désinfection, pas même pour celle des locaux.

Partout ailleurs, c'est presque toujours la solution de sublimé au 1000[e] qui sert à la désinfection des locaux contaminés, quelle que soit la maladie qui ait motivé l'opération.

Le mode d'emploi est la *pulvérisation* ou le *lavage*. Le professeur Kœnig (de Göttingen), en 1885, avait essayé de faire une réputation à la désinfection par les *vapeurs* de sublimé. Heraeus, puis Kreibohm [1], l'année suivante, prirent la méthode en flagrant délit d'impuissance et la ruinèrent définitivement.

Au Congrès de Vienne, en 1887, Löffler annonça que Guttmann et Merke avaient fait construire un appareil spécial pour les pulvérisations de solutions de bichlorure contre les parois des locaux infectés. Ce sont, en effet, ces auteurs qui ont fait, sur le spray désinfectant, les premières expériences décisives. Mais bientôt, MM. Geneste et Herscher, à Paris, firent construire le pulvérisateur qui porte leur nom, instrument d'une certaine capacité et qui foule la solution mercurielle assez énergiquement pour que le jet de liquide poudroyé atteigne à quelque distance avec assez de force. Les premiers de ces appareils qui furent mis en circulation étaient un peu délicats et demandaient des réparations fréquentes. Ils sont aujourd'hui construits avec plus de simplicité et résistent mieux. Ils coûtent, suivant leur taille, 225 ou 400 francs.

Les lavages au sublimé se font à l'éponge ou, mieux, au pinceau. Il semble inutile d'en dire davantage,

1. Heraeus (W.), *Sublimatdämpfe als Desinfectionsmittel* (*Zeitschrift für Hygiene*, I, p. 235, 1886). — Kreibohm, *Zur Desinfection der Wohnräume mit Sublimatdämpfen* (*ibid.*, p. 363).

sauf que, dans ce cas comme dans le précédent, il est indispensable d'enseigner aux hommes qui emploient l'antiseptique à s'en préserver eux-mêmes.

Le lavage désinfectant, au sublimé ou avec une autre solution, est impraticable sur les murs peints *à la détrempe* ou badigeonnés à la chaux. Pour les revêtements de cette sorte, il faut revenir à la pulvérisation de bichlorure ou à un autre désinfectant que le sel mercuriel. La pulvérisation est, d'ailleurs, au moins aussi efficace que le lavage et probablement plus encore.

Sulfates de cuivre, — de zinc, — de fer. — Ces sels ont eu, autrefois, une grande vogue, sans doute parce que ce sont des *désodorisants* assez efficaces. Le sulfate de fer, toutefois, si fort usité naguère, commence par exagérer les mauvaises odeurs. En fait, de même que les sels d'étain, d'iridium, ils ont paru à Behring « n'avoir qu'une faible valeur désinfectante », à l'exception du *sulfate de cuivre*, qu'il déclare « un très bon désinfectant ». Ce sel a, d'ailleurs, eu l'appui de Pasteur, de Bouley, Vallin, Miquel. Dans ces derniers temps, von Gerlöczy (de Budapest) l'a prôné d'une façon particulière pour la désinfection des matières de déchet [1]. Selon cet auteur, à la dose de 1 p. 35, le sulfate de cuivre diminue l'odeur des matières de fosse d'aisance et les stérilise. Il stérilise même les matières fraîches à la dose de 1 p. 110.

Le sulfate de cuivre est d'un prix modéré, environ 1 fr. le kilogramme, peu toxique (quoique émétique violent) et communiquant à ses solutions une coloration bien faite pour prévenir les erreurs. C'est à peu près le seul à conserver de ces anciens désinfectants.

On l'utilise, en effet, en solution à 5 0/0, pour la désinfection des selles de cholériques et celle du linge

1. Gerlöczy (Sigismund v.), *Versuche über die praktische Desinfection von Abfallstoffen* (*D. Vierteljahrsschr. f. öffentl. Gesundheitspflege*, XXI, p. 433, 1889).

sale des malades ou gens suspects. Vallin conseille, pour 1 litre de déjections cholériques, « un grand verre », c'est-à-dire environ 200 grammes de la solution ci-dessus (eau bleue). Les linges souillés sont plongés, pendant 12 à 24 heures, dans 20 litres d'eau additionnés de 4 litres d'eau bleue, ce qui met la solution à moins de 1 0/0. C'est ainsi que l'on a procédé contre le choléra de 1892, au moins à certaines stations-frontières, vis-à-vis du linge sale des voyageurs. La méthode est un peu longue. Il serait facile de la rendre plus rapide et plus sûre, en employant une solution forte, à 5 0/0, et *chaude*. Le vitriol bleu, en solution à 5 0/0 et à 55°, met plus de 6 heures et demie à tuer les spores charbonneuses (Heider) ; mais son pouvoir lui est rendu, à cette température, vis-à-vis des bacilles du typhus et du choléra. Dans les conditions qui viennent d'être dites, une demi-heure d'immersion suffirait et même, en élevant un peu le degré thermique et le poussant entre 60 et 75°, il ne serait plus besoin d'ajouter du sulfate de cuivre à l'eau.

Von Gerlöczy recommande, vis-à-vis des selles cholériques, une forte solution de sulfate de cuivre, soit « au moins 40 kilogr. de sel par mètre cube de matières ». Quoi qu'en dise l'auteur, la méthode pourrait revenir un peu cher.

Le sulfate de cuivre a remplacé le chlorure de zinc dans les instructions du Préfet de police, à Paris, pour la désinfection des fosses d'aisance. En revanche, il ne semble pas qu'on s'en serve en Allemagne. Il est vrai que nous avons vu naguère, non sans étonnement, que les instructions du gouvernement bavarois régularisaient l'emploi du *vitriol de fer* — ou du *chlorure de mangonèse* provenant des fabriques de *chlorure* de chaux — pour le traitement des selles cholériques[1]. Il suffirait de 25 grammes de sulfate de fer

1. Verordnung des Königl. bayerischen Staatsministerium des Innern von 30 Juli 1892 betreffend Maassregeln gegen die.

dans 250 grammes d'eau pour désinfecter les selles journalières d'une personne. Dans les fosses, la proportion devrait généralement être plus élevée. La règle est que le milieu, d'alcalin, devienne acide, par le fait de l'addition du sel ferrique.

D'après Jäger, le sulfate de fer, à 1 : 30, ne détruit pas les bacilles du charbon sans spores, ni, à 1 : 3, ceux de la tuberculose.

Autres sels métalliques. — Les sels mercuriels solubles, autres que le sublimé, ont en général la même valeur que celui-ci. Seulement, ils ne sont encore guère sortis du laboratoire.

Parmi les sels d'autres métaux, Behring place en très bon rang le *nitrate d'argent*, contesté par d'autres, les solutions ammoniacales d'oxyde d'argent, celles de *chlorure d'argent* dans l'hyposulfite de soude ; puis le *cyanure d'or et de potassium* et quelques autres préparations d'or, le *carbonate de thallium* ; enfin, après celles-ci, les composés du *palladium* et du *platine*, que l'on peut, pour l'efficacité, rapprocher de celles du cuivre.

Ces corps ne jouant, jusqu'à présent, aucun rôle en désinfection publique, nous ne croyons pas devoir insister.

ALCALIS ET ACIDES

§ 1er. **Les alcalis.** — *La Chaux.* — Les études modernes ont, non pas restitué à la chaux et aux lessives alcalines la valeur désinfectante que démontrait la pratique d'autrefois, mais mis en lumière et expliqué cette remarquable action.

Il existe une série de composés solubles de la chaux qui n'ont aucun droit au titre de désinfectants. Les

Verbreitung der asiatischen Cholera (*D. Vierteljahrsschr. f. öffentl. Gesundheitspfleg.*, XXIV, p. 560, 1892).

phosphates de chaux, acides ou neutres, le *nitrate de chaux*, sont extraordinairement peu actifs, même en proportions élevées. Parmi les sels solubles, le *chlorure de calcium* possède seul, sur les bactéries, une action nocive qu'on puisse noter. Encore est-elle vingt fois moindre que celle de la chaux caustique (Behring). Ceci ne s'applique pas au *chlorure de chaux*, qui est très actif, mais par le chlore.

Les préparations de chaux insolubles, le carbonate, le sulfate et les sels organiques de chaux, sont inertes. Seules, les combinaisons dans lesquelles l'alcalinité persiste, comme le sucrate de chaux, peuvent entrer en ligne de compte. Aussi la chaux caustique n'est-elle un désinfectant qu'en cette qualité et perd-elle son pouvoir dès qu'elle se transforme en l'un des sels qui viennent d'être nommés.

Par ailleurs, elle pourrait favoriser, au lieu de la gêner, la multiplication des bactéries, si on l'ajoutait à un milieu acide, antipathique aux microbes par cette acidité même, à des doses qui se borneraient à amener la réaction neutre ou faiblement alcaline.

Mais, si l'addition de chaux élève l'alcalinité du milieu au-dessus d'un certain degré, les bactéries *sans spores* sont, au contraire, rapidement tuées. Behring a déterminé le degré d'alcalinité nécessaire pour obtenir la destruction des bacilles du charbon, du typhus, du choléra, de la diphtérie, et qui est le même pour tous ces organismes. Ce degré, rapporté à la *lessive normale* (liqueur renfermant 40 grammes de soude caustique par litre), correspond à 50 centimètres cubes de celle-ci pour 1 litre et pour une durée d'application de plusieurs heures. Il est indifférent que les milieux nourriciers renferment ou non de l'albumine, pourvu que rien ne fasse repasser tout ou partie de la chaux à l'état inerte.

Les propriétés désinfectantes de la chaux, implicitement connues des anciens, ont été remises en vue par Liborius [1], Kitasato [2], Pfuhl [3]. Il y avait eu un certain désaccord entre les deux premiers. Liborius affirmait que la proportion de 0,0074 de chaux 0/0 suffisait à tuer les bacilles typhiques. Kitasato trouvait 0,0923, c'est-à-dire une proportion treize fois plus élevée de chaux. On explique le dissentiment par le fait que les essais avaient porté sur des liqueurs diluées dans le premier cas, concentrées dans le second. Pour les bacilles du choléra, Liborius se contentait de 0,0246 de chaux 0/0 ; Kitasato exigeait 0,1.

Pfuhl a eu l'idée d'appliquer ces données à la désinfection, non de cultures en bouillon, mais de selles typhiques ou cholériques, en utilisant particulièrement le *lait de chaux*, dont Liborius avait déjà montré la valeur et qu'il fit voir lui-même supérieur à la chaux vive et à la chaux éteinte.

Pour préparer convenablement ce désinfectant, on ajoute environ 600 parties d'eau à 1000 (en volumes) d'hydrate de chaux en poudre. Comme 1 kilogr. de chaux qui a absorbé 500 grammes d'eau pour se *déliter* a acquis un volume de 2 litres 200, il suffit d'ajouter à peu près 4 litres d'eau pour avoir un lait renfermant 1 litre de poudre de chaux dans 5 litres de liquide, ou, en poids, 1 partie de chaux contre 8 p. d'eau. Il faut employer ce lait tout de suite ou le conserver soigneusement à l'abri de l'air, pour éviter sa transformation en carbonate inerte.

De ce lait à 20 0/0 de chaux en volume (11 0/0 en

1. Liborius (Paul), *Einige Untersuchungen über die desinficirende Wirkung des Kalkes* (*Zeitschrift f. Hygiene*, II, p. 15, 1887).

2. Kitasato (Shibasaburo), *Ueber das Verhalten der Typhus- und Cholera-bacillen zu säure-oder alkalihaltigen Nährböden* (*Zeitschr. f. Hyg.*, III, p. 404, 1889).

3. Pfuhl (E.), *Ueber die Desinfection der Typhus-und choleraausleerungen mit Kalk* (*Zeitschr. f. Hygiene*, VI, p. 95, 1889).

poids), Pfuhl conseille de verser, dans les fosses d'aisance, assez pour que sur 100 de matières journalières il y ait 5 de lait de chaux. Dans les fosses mobiles, on ira à 7,5.

Le *minimum* nécessaire pour tuer les bactéries du typhus et du choléra est de 2 volumes de lait de chaux pour 100 volumes du contenu des fosses. En supposant ce contenu primitivement neutre, ce traitement lui donnera une alcalinité correspondant à 60 centimètres cubes de lessive normale par litre. Si la réaction du début était acide, l'addition de chaux devrait être plus élevée. D'autre part, en supposant que cette réaction ait été légèrement alcaline, il faudra ne compter pour rien cette alcalinité si elle est due à l'ammoniaque ou au carbonate d'ammoniaque, comme il arrive dans la saison chaude, où les bactéries banales sont cause de fermentation avec formation de composés ammoniacaux. Alors le degré d'alcalinité devra égaler 150 centimètres cubes de lessive normale, et même 300 centimètres cubes s'il s'agit des bacilles du choléra. Behring recommande avec raison de rechercher, après le mélange du lait de chaux aux matières, le bleuissement du papier de tournesol rouge par le contenu de la fosse. Si ce bleuissement ne se produit pas, on élèvera la dose de lait de chaux. S'il se produit, toutefois, il ne faudra pas encore conclure à la pleine réussite de la désinfection, en raison de la possibilité que l'alcalinité soit due à l'ammoniaque.

On associe parfois à la chaux caustique, désinfectant réel, le sulfate d'alumine, le chlorure de magnésium, le sulfate de magnésie, agents de clarification, ou le sulfate de fer, agent de désodorisation. Il se peut qu'on ait tort et qu'en poursuivant les qualités extérieures des milieux on néglige des propriétés beaucoup plus sérieuses. Les sulfates font passer une partie de la chaux à l'état de sulfate de chaux, c'est-à-dire de plâtre, lequel est inerte.

Les résultats de Pfuhl ont été contrôlés à Paris, par Richard et Chantemesse [1], qui les ont reconnus exacts. La désinfection des matières de fosses au lait de chaux est, dès lors, devenue réglementaire dans l'armée.

Le lait de chaux a été particulièrement recommandé pour la désinfection des déjections cholériques, des fosses fixes ou mobiles et même des parois des locaux contaminés, en temps de choléra, par l'Office sanitaire Allemand [2]. Il se trouve aussi désigné dans les « Instructions sur le choléra » que le gouvernement belge fit paraître en date du 18 août 1892 [3].

Le badigeonnage des murs à la chaux, à l'intérieur surtout, est une pratique assez ancienne, dans les habitations collectives et dans celles des classes peu aisées, pour que l'on ait dû se demander, de nos jours, s'il n'y avait point là une pratique d'hygiène des plus efficaces, à conserver et à régulariser. Il est clair, d'après ce qui vient d'être dit, que la réponse devait être affirmative. On trouve, dans les Rapports du *Conseil d'hygiène* du département du Nord antérieurs aux six ou huit dernières années, la recommandation fréquente de renouveler, en temps d'épidémie, le badigeonnage des maisons d'ouvriers et de paysans. Cet excellent conseil émanait essentiellement de Meurein, que servaient un instinct merveilleux et une sorte de prescience. Les expériences modernes et les procédés exacts du laboratoire n'ont pas trouvé mieux.

Behring résume, à cet égard, les intéressantes recherches de Jäger, à l'Office sanitaire Allemand. L'auteur employa, pour le badigeonnage des murs, des laits de chaux de force variable :

1. *Désinfection des matières fécales au moyen du lait de chaux* (*Revue d'hygiène*, XI, p. 641, 1889).

2 Bekanntmachung des königl. preussischen Ministeriums der geistlichen etc. Angelegenheiten vom 28 Juli 1892, betr. Cholera (*D. Vierteljahrsschr. f. öff. Gesdpflg.*, XXIV, p. 554, 1892).

3. *Le mouvement hygiénique* (de Bruxelles), 1892, n° 8, p. 329.

1° Un lait clair (1 p. de chaux dans 20 p. d'eau);

2° Un lait épais (1 p. de chaux dans 5 parties d'eau);

3° Une bouillie de chaux (1 p. de chaux dans 2 p. d'eau);

4° Une bouillie plus épaisse (1 p. de chaux dans 1 p. d'eau).

De même, il varia le mode d'application, en donnant une, deux ou trois couches d'enduit de chaux, non pas à des parois d'habitations, mais à des fils de soie stérilisés, desséchés, ou même humides quand il s'agissait de microbes très sensibles à la dessiccation. Ces fils, longs de 3 à 4 centimètres, étaient imbibés de bactéries diverses, pathogènes ou non, empruntées à des cultures pures ou à des organes d'animaux morts de maladies infectieuses. On les fixait sur une planchette au moyen d'épingles et de réglettes de bois. Le lait calcaire était appliqué au pinceau. Après cette application, on coupait, à des intervalles de temps plus ou moins longs, des morceaux de ces fils que l'on portait sur un milieu nourricier ou, quand il s'agissait de bactéries pathogènes, que l'on inoculait à des animaux.

Il fut constaté qu'après 24 heures d'action, les bacilles tuberculeux, même avec trois couches de la bouillie de chaux, n'étaient pas tués. Au contraire, les bacilles du choléra des poules, du typhus et du rouget des porcs, de la septicémie de la souris, de la morve, du charbon, *staphylococcus aureus*, succombent sûrement à une seule application de lait de chaux clair.

Jäger, comme on peut le soupçonner à l'énoncé des microbes expérimentés, avait en vue la désinfection des écuries. Cronberg [1], qui s'occupait de l'habitation humaine, constata que le lait de chaux à 20 0/0, sur un mur à la chaux infecté artificiellement, stérilise la paroi en plus de 6 heures et moins de 24.

1. *Zur Desinfection von Wohnungen* (*Archiv. für Hygiene*, XIII, p. 294, 1891).

Les curieuses recherches de Lapasset[1] ont montré que le lait de chaux est le meilleur procédé de désinfection des murailles et qu'il en stérilise les surfaces aussi sûrement qu'une solution de sublimé à 5 0/00. Comme les badigeons à la chaux de date ancienne ne renferment presque pas de microbes, il vaut mieux ne pas les gratter avant l'application du lait de chaux ; la surface du mur reste plus égale et l'on n'est pas obligé, pour combler les creux, de recourir au blanc de Meudon, qui n'a aucune propriété désinfectante. La chaux, c'est-à-dire l'eau de chaux, étant ici le désinfectant réel, il vaudrait mieux ne pas employer un lait très épais et répéter plutôt un certain nombre de fois une couche d'un lait très clair. L'auteur propose le badigeon suivant :

Eau simple froide..................	5 litres.
Chaux fraîchement éteinte...........	2 kilogrammes.

« On délaye, on mêle, on agite, puis on laisse reposer pendant un quart d'heure. Toutes les parties lourdes, le sable qui recouvre le tas de chaux éteinte, les pierres calcaires contenues dans celle-ci, se déposent... On décante alors, en vidant dans un seau le liquide surnageant, le véritable lait de chaux. » Il peut y être ajouté de la colle préparée d'avance.

Nous devons, toutefois, mentionner en regard de cette théorie de la supériorité du lait clair les résultats de Giaxa qui semblent présenter l'efficacité du lait de chaux comme proportionnelle à la densité de celui-ci. Entre les mains de l'auteur, les bacilles du choléra étaient sûrement tués par un badigeon de lait de chaux à 20 0/0 ; ceux du typhus exigeaient un lait à 50 0/0 ; ceux du charbon ne cédaient qu'à plusieurs couches de badigeonnage ; le charbon avec spores, les bacilles

1. *La Désinfection des murailles et le badigeonnage à la chaux* (*Revue d'hygiène*, XIV, p. 481, 1892).

de la tuberculose et du tétanos résistaient à un badigeonnage répété au lait de chaux à 50 0/0, dont deux couches suffisaient à tuer les staphylocoques.

Finalement, le badigeonnage à la chaux est un désinfectant des plus sûrs, pourvu que l'on n'y introduise pas de blanc de Meudon, de Troyes ou d'ailleurs, c'est-à-dire de craie. Il compense aisément l'absence de peinture à l'huile, pour les petites gens qui ne peuvent la payer. La vieille pratique de nos villages et de nos casernes, de badigeonner les murs à la chaux, une fois par an, est éminemment salutaire.

La chaux coûte, à Paris, 0 fr. 05 le kilogramme.

Les lessives. — Ce sont encore des préparations avec lesquelles nos devanciers faisaient de la désinfection sans le savoir et dont l'enthousiasme d'antisepsie de notre temps a failli faire oublier l'efficacité.

Dans mon village, les ménagères « entassent » le linge sale de la famille dans une cuve, puis le recouvrent d'une forte couche de cendres de bois reposant sur un gros drap, dit « cendrier ». Le tout est trempé d'eau froide pendant 24 heures. Au bout de ce temps, on tire par le bas de la cuve, muni à cet effet d'un trou et d'un bouchon de bois, une certaine quantité d'eau que l'on fait chauffer dans une grande marmite. Cette eau chaude est versée de nouveau à la surface de la couche de cendres; puis soutirée, quand elle a traversé le linge, reportée à la chaudière; ainsi de suite, en s'arrangeant de façon à élever de plus en plus la température de l'eau, si bien qu'à la fin de l'opération, qui s'appelle « couler la lessive » et dure 12 heures, la liqueur est devenue une solution de carbonate de potasse très riche et est répandue bouillante sur le contenu de la cuve. Je pense qu'il n'est pas de microbe capable de résister à ce traitement qui n'a qu'un tort, celui de ne pas être appliqué assez souvent, dans le milieu rural dont il est question.

Il n'est pas douteux que le passage du linge par les

« lessiveuses » ordinaires, qui emploient le carbonate de soude au lieu de la potasse et y ajoutent également l'ébullition, n'ait une efficacité identique. On n'y songe pas assez. Ce qui va être dit renferme la théorie scientifique du fait.

Les bases alcalines, potasse, soude, ammoniaque, sont des désinfectants par *changement de réaction*. Elles n'atteignent donc leur effet qu'à la condition de réaliser, dans les milieux où la désinfection doit se produire, un degré d'alcalinité déterminé. Il a été reconnu que la richesse de ces milieux en albumine est indifférente, mais que le genre des bactéries à détruire a une grande influence sur la réussite. Surtout, les études faites à l'Institut d'hygiène de Berlin ont démontré que, quand le degré d'alcalinité du milieu est déterminé par l'ammoniaque, il a besoin d'être de trois à cinq fois plus élevé que si l'alcalinité était due à la lessive de potasse ou de soude ou aux sels fixes de ces deux bases.

Les carbonates alcalins solubles, à l'exclusion des bicarbonates, ont un pouvoir analogue à celui de leurs bases, en raison directe de l'alcalinité qu'ils déterminent et, d'ailleurs, très élevé.

La quantité de solution alcaline à ajouter au milieu à désinfecter dépend de la neutralité ou de l'acidité primitives de ce milieu; il est clair que les portions employées à neutraliser l'acide ne comptent pas.

Le degré d'alcalinité se mesure par le *titrage*, c'est-à-dire par la quantité d'une solution acide *normale* nécessaire pour neutraliser un volume déterminé de la liqueur alcaline. On emploie généralement, à cet effet, *l'acide rosolique*. Selon Behring, une liqueur alcaline qui exige, pour se saturer, 60 centimètres cubes d'acide normal par litre, tue, en 2 heures, les bacilles du charbon. Si l'alcalinité est due à l'ammoniaque ou au carbonate d'ammoniaque, il faut que la liqueur consomme 160 centimètres cubes d'acide normal pour produire le même résultat.

Les solutions alcalines n'éprouvent pas plus de résistance de la part des bacilles de la diphtérie que de ceux du charbon. Les organismes du typhus et du choléra exigent une addition alcaline plus considérable.

Une bonne part de l'action des alcalis se retrouve dans les *savons alcalins* ordinaires, à laver le linge, et qui n'ont nul besoin, comme le fait remarquer Behring, de l'association maladroite avec le sublimé, le goudron, l'acide phénique, qu'ont imaginée des industriels amis de la réclâme. Un savon solide, à laver le linge, employé à l'Institut d'hygiène de Berlin, tuait encore en 2 heures les bacilles du charbon à la dose de 1 de savon p. 70 du bouillon de culture.

Nous lisons dans le travail déjà cité de von Gerlöczy :

« *Lessives de cendres* (2 volumes de cendres de bois lessivées par 1 volume d'eau) : 100 de fèces diluées et 100 de lessive, à froid. — Mauvaise odeur : après 1 heure, colonies nombreuses ; après 24 heures et après 4 jours, stérilisation. »

« 100 sur 300 (à froid) ; inoculation au bout d'une heure ; quelques colonies. Après 24 heures et 4 jours, stérile. »

« 100 sur 100 (à chaud) : après 1 heure, colonies nombreuses ; après 24 heures et 4 jours, stérile. »

« 100 sur 300 (à chaud) : après 1 heure, comme après 24 heures et quatre jours, stérile. »

« Je puis donc présenter comme réussie la désinfection par la lessive de cendres, du moment qu'en faisant agir, *à froid*, 300 centimètres cubes de lessive sur 100 d'excréments, une inoculation exécutée sur gélatine au bout d'une heure ne donne qu'une à deux colonies. »

« En employant 300 centimètres cubes de la même lessive *bouillante*, l'inoculation au bout d'une heure resta absolument stérile. 100 centimètres cubes de lessive bouillante n'arrivaient pas à rendre stérile, au bout d'une heure, l'inoculation sur gélatine; mais ce résultat était obtenu en 24 et 48 heures. »

L'auteur en conclut que la lessive bouillante est plus efficace que l'eau simple également bouillante. En effet, la première bout à un degré plus élevé que la seconde et jouit, en outre, de propriétés chimiques offensives pour les bactéries.

Cela n'est pas contestable. Mais il convient de remarquer que Gerlöczy vérifiait l'action parasiticide absolue de la lessive; dans les « excréments frais » qu'il soumettait à cette action, il y a des bactéries banales extrêmement résistantes. Si, au contraire, il n'eût recherché la survie — ou la mort — que des bacilles du typhus ou du choléra, il fût arrivé à des résultats plus favorables : même en tenant compte que les inoculations à la gélatine ne sont pas le meilleur moyen de contrôle en pareil cas. L'eau bouillante, et même l'eau à un degré inférieur, est déjà un bon désinfectant pour les bacilles pathogènes *sans spores*.

Pour ce qui concerne les spores, Behring déclare que les lessives seules, et non les carbonates alcalins, tuent les spores à la température ordinaire. Encore doivent-elles être à l'état de solutions fortes. Une lessive de soude à 30 0/0 se montra active en 10 minutes; la lessive normale, à 4 0/0, retarda jusqu'à 45 minutes. Dans de telles conditions, les fils de soie servant aux expériences sont à peu près dissous.

Mais les carbonates alcalins atteignent à un pouvoir désinfectant très énergique quand on y associe une haute température. Behring expérimenta avec la lessive dont on se sert à Berlin pour le lavage des linges de toile et que l'on prend d'ordinaire chez le savonnier. On la fait bouillir; le linge est plongé dans la liqueur chaude pendant quinze minutes, puis porté dans l'eau de savon chaude. La température, pendant l'immersion du linge, est de 80 à 85°. Cette lessive, qui renferme environ 1,4 0/0 de carbonate de soude, placée dans des éprouvettes maintenues au bain-marie à 85°, tua régulièrement toutes les spores des fils de soie en expérience en 8 à 10 minutes, souvent en 4 minutes, c'est-à-dire en moins de temps que l'on n'en met dans la pratique.

A 80°, il faut 10 minutes ; à 75°, 20 minutes ; à 70°, 30 à 60 minutes. Behring est frappé de ce degré d'énergie vis-à-vis de spores dont il avait éprouvé la résistance à la chaleur humide et qui n'étaient tuées qu'en 10 à 12 minutes dans l'autoclave.

Les étoffes de laine ou de soie ne supportent pas, sans être endommagées, le traitement par les lessives caustiques, bouillantes surtout. Cependant, les tissus de laine les plus communs, ceux dont sont faits nos vêtements journaliers et les plus intimes (gilets de flanelle, etc.), ne sont pas sérieusement compromis par le séjour dans les lessives ordinaires au carbonate de soude ou de potasse (à 1 ou 1,5 0/0, pourvu qu'on ne prolonge pas ce séjour au delà d'une heure ou deux et que la température reste en deçà du point d'ébullition, entre 60 et 70° . Ce qui suffit encore à la plupart des besoins, au point de vue de la désinfection.

Mais le linge de corps ou de literie se prête à merveille au passage par la lessive bouillante, comme le prouve une observation séculaire. C'est la préparation naturelle et la meilleure au lavage. Désinfection et propreté se touchent, si elles ne se confondent.

Au début du choléra de 1892, les ingénieurs Geneste et Herscher, à qui nous avions autrefois demandé de construire, pour les groupes peu riches, comme les infirmeries régimentaires et la plupart des localités rurales, un appareil à désinfection moins cher que l'étuve à vapeur, présentèrent à l'administration sanitaire française un « *trempeur* », que le ministre de l'intérieur recommanda officiellement à tous les préfets et qui n'est autre qu'un moyen sûr et commode de régulariser la désinfection du linge par la lessive bouillante.

Les inventeurs appellent eux-mêmes cet appareil : « Cuve à désinfection par trempage. » Il consiste en un bac superposé à une chaudière et réuni à celle-ci par deux tubes plongeant dans la chaudière à des niveaux différents. On place le linge suspect dans le bac ; on remplit la chaudière (jusqu'à l'orifice d'un robinet de jauge) d'eau — ou mieux d'une solution alcaline. — Lorsque le foyer sur lequel s'enclave la chaudière a porté le contenu de celle-ci à l'ébullition, c'est-à-dire à 100 degrés, ou au-dessus quand c'est une solution alcaline, on ferme une valve d'échappement de la vapeur. Celle-ci, comprimée sous le couvercle de la chaudière, fait monter le liquide bouillant dans le bac au linge, par en bas, à l'aide de l'un des tubes, par en haut au moyen du second. Pour le faire redescendre, il suffit de rouvrir la valve à vapeur, ce qui peut se faire au bout de quinze minutes. — Ces « trempeurs » coûtent de 300 à 500 francs.

Schimmelbusch [1] a imaginé un appareil analogue pour stériliser, en 30 minutes, par la lessive et la vapeur chaudes, les instruments de chirurgie et les objets de pansement.

La solution de savon de potasse (savon noir ou savon vert) est réglementaire en Allemagne, pour la désinfection du linge en temps de choléra. On la prépare à chaud avec 3 de savon 0/0 d'eau.

On ne saurait trop, à notre avis, vulgariser cette notion que les lessives, à peu près comme on les fait dans tous les ménages, à la cendre de bois ou au carbonate de soude, dût-on un peu forcer la dose du sel alcalin, pourvu qu'on les fasse agir à des températures voisines de l'ébullition, sont un moyen de désin-

1. *Wiener medic. Presse*, 1891, p. 1511.

fection sûr et relativement rapide, qui s'applique tout naturellement aux linges contaminés de toute sorte. Cela coûte encore moins cher que le sulfate de cuivre ; 10 à 15 centimes le kilogr. de carbonate de soude, de quoi faire 50 litres d'une lessive déjà forte. On peut la faire chauffer dans n'importe quelle marmite ; il n'en restera à celle-ci qu'un agent de nettoyage. J'ai idée qu'aux stations-frontières, en temps de choléra, les voyageurs préfèreraient voir leur linge plongé dans la lessive plutôt que dans l'eau bleue.

§ 2. **Les acides**. — Les effets désinfectants des acides se mesurent d'une façon analogue à celle des alcalis. Le *minimum* nécessaire pour tuer les bacilles du charbon, de la diphtérie, du choléra, lorsque ce résultat doit être obtenu en peu d'heures, comporte une acidité équivalant à 30 centimètres cubes d'acide normal par litre. Pour le typhus et la morve, il faut aller à 50 et 60 centimètres cubes. La nature de l'acide qui détermine l'acidité est, d'ailleurs, indifférente (Behring). Seulement, il est clair qu'il faut plus d'un acide organique faible, pour obtenir la même acidité, que d'acide chlorhydrique ou sulfurique. L'acidité préalable du milieu, le cas échéant, diminue la quantité nécessaire de l'acide employé comme désinfectant.

D'après Boer [1], les *acides sulfurique* et *chlorhydrique* tuent, en deux heures, aux doses ci-dessous, les bacilles pathogènes *sans spores* des maladies suivantes :

1. Boer (O.), *Ueber die Leistungsfähigkeit mehrerer chemischer Desinfectionsmittel bei einigen für den Menschen pathogenen Bacterien* (*Zeitschr. f. Hygien.*, IX, p. 479, 1890).

	CHARBON		DIPHTÉRIE		FIÈVRE TYPHOIDE		CHOLÉRA	
	Culture fraiche.	Culture de 24 h.	Culture fraiche.	Culture de 24 h.	Culture fraiche.	Culture de 24 h.	Culture fraiche.	Culture de 24 h.
Acide chlorhydrique.......	1 : 1600	1 : 1100	1 : 1600	1 : 700	1 : 900	1 : 300	1 : 1850	1 : 1350
Acide sulfurique..........	1 : 1700	1 : 1300	1 : 1200	1 : 500	1 : 500	1 : 500	1 : 1800	1 : 1300

D'une autre façon, les bacilles en cultures fraîches *dans du bouillon* neutre sont tués aux doses suivantes pour 100 :

DÉSINFECTANT	CHARBON		DIPHTÉRIE		MORVE		TYPHUS ABDOMINAL		CHOLÉRA	
	En 2 h.	En 24 h.	En 2 h.	En 24 h.	En 2 h.	En 24 h.	En 2 h.	En 24 h.	En 2 h.	En 24 h.
Acide chlorhydrique............	0, 03	0, 03	0, 07	0, 07	0, 21	0, 21	0, 11	0, 09	0, 03	0, 0[illegible]
Acide sulfurique..	0, 05	0, 03	0, 10	0, 10	0, 30	0, 3[illegible]	0, 20	0, 12	0, 04	0, 03
Lessive de soude..	0. 24	0, 20	0, 3[illegible]	0, 28	0, 28	0, 3[illegible]	0, 24	0, 2[illegible]	0. 24	0, 2[illegible]

Sans en conclure, au point de vue des chiffres absolus, à ce qui passerait dans la désinfection, non d'un bouillon infecté, mais d'objets contaminés, on peut voir que le pouvoir désinfectant des acides forts est considérable, plus considérable que celui de la lessive de soude, et qu'il varie un peu selon l'espèce bacillaire à laquelle il s'adresse.

Les expériences de Kitasato [1], qui semblent plus favorables, parce que l'auteur faisait ses cultures de contrôle sur la gélatine (Behring), n'avaient pas moins prouvé dans le même sens. Selon cet auteur, les bacilles du typhus et du choléra sont tués, en un temps qui dépasse généralement 10 heures, par les doses suivantes pour 100 :

	Bacilles typhiques	Bacilles du choléra
Acide chlorhydrique (à 26 g.,42 HCl p. 100 c c.)...	0,20	0,132
— azotique (35 gr. $HAzO^3$ p. 100 c. c.)........	d°	d°
— sulfurique (163 gr., 17 H^2SO^4 p. 100 c. c.)..	0,8	0.049
— sulfureux (10 gr. SO^2 p. 100 c. c.)..........	0,28	0.148
— acétique (102 gr. $C^2H^4O^2$ p. 100 c. c.).....	0,30	0,20
— citrique / — tartrique } (solutions à 10 0/0).............	0,47	0,30
Chaux caustique (1 gr.,44 Ca O par litre).........	0,0066	0,10
Potasse caustique / Soude caustique } (Solutions à 20 0/0).........	0,16 à 0,18	0,20 à 0,237

Nous avons cru utile de donner, dans ces tableaux et pour permettre des comparaisons, les chiffres relatifs aux solutions alcalines.

Une raison qui devrait contribuer à introduire les acides forts dans la pratique, c'est leur bon marché. L'acide sulfurique et l'acide chlorhydrique coûtent de 10 à 20 centimes le kilogr. On peut même avoir le second à un prix inférieur en le prenant à certaines industries dans lesquelles il est un produit de déchet.

L'acide chlorhydrique a l'inconvénient de donner des vapeurs à la température ordinaire. Il a été, néanmoins, proposé, et peut-être essayé, pour la désinfection des matières de fosses. D'après ce qui a été dit plus haut, les solutions à 1 0/0 seraient très suffisantes. Par conséquent, 20 litres d'acide dans 1000 litres d'eau, brassés avec 1 mètre cube de matières, accompliraient une désinfection complète en ce qui concerne

1. *Ueber das Verhalten der Typhus und Cholerabacillen zu säure-oder alkalihaltigen Nährboden* (*Zeitschrift f. Hyg.*, III p. 401, 1888).

les microbes pathogènes sans spores. V. Gerlöczy emploie, à cet effet, des solutions d'acide sulfurique variant entre 1 p. 20 et 1 p. 500.

Hors ce but spécial, les acides minéraux sont peu ou point usités en désinfection publique. La raison en est qu'ils sont d'un maniement difficile et, surtout, qu'ils compromettent sérieusement les objets et les surfaces sur lesquels ils portent. En particulier, ils attaquent les ornements métalliques et altèrent les couleurs des vêtements, papiers de tenture, etc., ainsi que l'a montré Vallin [1], en opposition avec la singulière méthode de John Dougall, qui prétendait employer couramment l'acide chlorhydrique à 5 0/0.

COMPOSÉS DE LA SÉRIE AROMATIQUE

Acide phénique. — Ce corps a passé longtemps pour l'antiseptique et le désinfectant par excellence, quoique cent fois moins actif que le sublimé (dans les liquides non albumineux). Il est d'une constitution chimique très stable et forme, avec d'autres acides, des bases ou d'autres désinfectants, des combinaisons qui sont elles-mêmes des désinfectants de quelque énergie [2]. En l'employant à un degré de concentration suffisant, on n'a pas eu, dit Behring, de reproches sérieux à lui adresser et l'on y est toujours revenu après des contestations passagères.

On sait que l'acide phénique est extrait du goudron de houille. Mais, selon le nombre et la perfection des opérations accomplies, il y a trois sortes d'acide phénique [3] : l'acide impur ou brut, l'acide à 100 0/0 *(acidum*

1. *Traité des désinfectants*. Paris, 1892.

2 Voy. Christmas (J. de), *Sur quelques mélanges antiseptiques et leur valeur microbicide* (*Annales de l'Institut Pasteur*, 1892, p. 375).

3. Nocht, *Ueber die Verwendung von Carbolseifenlösungen zu Desinfectionszwecken* (*Zeitschrift für Hygiene*, VII, p. 520, 1889).

carbolicum depuratum) et l'acide phénique pur ou *phénol*, le seul auquel appartient le titre d'*acide carbolique*, dû à Runge. L'acide impur a une grande importance et peut faire mieux que suppléer, après certaine préparation, l'acide pur ; nous y reviendrons. L'acide dit à 100 0/0 n'a pas une composition constante ; il est plus soluble dans l'eau que le précédent, sans l'être au delà de 3 ou 4 0/0. Néanmoins, on l'emploie vulgairement à la désinfection des locaux, en Allemagne. Le règlement de police de Berlin, du 8 février 1887, prévoit l'usage d'une solution préparée avec 1 partie de cet acide mélangé par agitation à 18 parties d'eau ; c'est à peu près une solution à 5 0/0. On en fait une autre, à peu près à 2 0/0, avec 1 d'acide et 45 d'eau. Mais ce corps se dissout bien dans l'eau de savon ; aussi conseille-t-on volontiers d'en introduire 5 parties dans 100 de la solution savonneuse à 3 0/0, recommandée pour la désinfection du linge des cholériques [1].

Quant à l'acide pur, cristallisé, qui fond à 40° et bout à 180, il est soluble dans l'eau jusqu'à 5 0/0, mais guère au delà. Cette solubilité dans l'eau est, cependant, la condition nécessaire de son énergie désinfectante ; car, dans ses solutions huileuses, dans l'alcool ou même dans l'acide pur, maintenu liquide par la chaleur de l'étuve, les spores du charbon restent vivantes pendant des jours et des mois (Teuscher). C'est cet acide sur lequel a porté le contrôle des expérimentateurs.

Selon Flügge, les solutions aqueuses d'acide phénique à 5 0/0 détruisent, en quelques jours, les formes résistantes des micro-organismes. Gärtner et Plagge fixaient à 3 0/0 la proportion capable de tuer en 8 se-

1. Bekanntmachung des Königl. preussischen Ministeriums der geistlichen etc. Angelegenheiten vom 28. Juli 1892 betr. Cholera (*D. Vierteljahrsschrift f. öffentl. Gesundheitspflege*, XXIV, p. 554, 1892).

condes les bacilles *asporés*. Kitasato indique 0, 28 à 0,34 0/0 pour tuer les bacilles typhiques; 0,14 à 0,20 pour ceux du choléra.

Les crachats tuberculeux perdent toute virulence en une minute dans la solution à 1 0/0, d'après Yersin, — dans la solution à 5 0/0, d'après Jäger.

Dans les expériences de Behring, les bacilles du charbon, du choléra, du typhus, de la diphtérie, de la morve, les streptocoques, ont été tués dans tous les liquides par une proportion d'acide phénique d'environ 0,5 0/0, pourvu que la durée d'action fût de quelques heures. Si la désinfection doit être terminée en une minute, il faut pousser la dose d'acide à 1 et 1,5 0/0. Les staphylocoques les plus résistants exigent 2 à 3 0/0.

Boer porte aux chiffres ci-dessous les doses d'acide phénique nécessaires pour anéantir en 2 heures, en bouillon de culture, les microbes suivants :

	CHARBON ASPORÉ	DIPHTÉRIE	MORVE	TYPHUS	CHOLÉRA
Cultures fraîches....	1 : 500	1 : 400	1 : 400	1 : 300	1 : 500
Cultures de 24 h.....	1 : 300	1 : 300	1 : 300	1 : 200	1 : 400

C'est moins simple, lorsqu'il s'agit de bactéries *avec spores*. O. Riedel, C. Frânkel, Nocht, ont montré que les solutions phéniquées à 5 0/0 ne détruisent pas la vitalité des spores du charbon même en plusieurs jours. Toutefois, avec l'aide de la température, on arrive à des résultats meilleurs. Voici ceux de Behring, à 37°,5 :

Acide phénique pur à 5 0/0 :	les spores sont tuées en	3 heures.
— 4	— —	4 —
— 3	— —	24 —
— 2	les spores conservent leur vitalité.	

Nocht a reconnu que les solutions à 5 0/0 d'acide phénique *brut*, incapables, en deux mois d'application, de tuer les spores charbonneuses à la température de la chambre, y arrivent en 4 à 6 heures à 40°.

L'acide phénique ne coagule pas l'albumine. Sous ce rapport, il peut, en certaines occasions, être préféré au sublimé ; à moins que l'on n'aime mieux les associer l'un à l'autre. En revanche, il a une odeur désagréable dont le sublimé n'est pas affligé, et plus de causticité, sans être beaucoup moins toxique. Il est juste, en cette matière, de comparer la toxicité des désinfectants, non au point de vue absolu, mais dans les solutions de chacun adoptées pour l'usage. Or, suivant Behring, pour 1 kil. d'animal, la quantité intoxicante, en injection sous-cutanée, est de :

Solution d'acide phénique (ou de crésol) à 5 0/0. 6 c. c. et 1/3.
Solution de sublimé à 0,5 0/0.................. 8 c. c. et 2/3.

En fait, les empoisonnements par l'ingestion accidentelle d'une solution d'acide phénique ne sont pas très rares.

Le prix assez élevé (2 fr. 50 le kil.) de l'acide phénique pur a fait songer à utiliser les propriétés désinfectantes de l'*acide brut* qui, dans les conditions ordinaires, est bien inférieur au premier, puisqu'il ne renferme que 25 0/0 d'acide phénique pur. Mais les 75 autres centièmes sont d'autres dérivés du goudron de houille, parmi lesquels les *crésols*, ou phénols supérieurs, possèdent un pouvoir désinfectant très réel, sauf qu'il n'apparaît pas dans les solutions d'acide phénique impur, parce qu'ils sont très peu solubles dans l'eau [1]. Traités par l'acide sulfurique concentré, ils deviennent solubles et donnent un mélange très actif, supérieur à l'acide pur vis-à-vis des agents infectieux sans spores, ainsi que l'a démontré Laplace.

Les recherches de C. Fränkel et de Behring ont fait ressortir que le mélange d'acide phénique brut — ou de crésol — à volumes égaux, avec l'acide sulfurique est également plus actif que chacun des composants. Ainsi, 10 0/0 de crésol avec 10 0/0 d'acide sulfurique tuent les spores du charbon en 80 minutes, alors que 10 0/0 (en volumes) d'acide sulfurique n'y parviennent pas en 24 heures. Selon Jäger [2] la substitution d'acide chlorhydrique à l'acide sulfurique dans le mélange en élève encore l'activité ; sans doute, pense Fränkel, parce que le premier n'expose pas, comme le second, à la formation d'acides sulfonés, moins actifs que le crésol rendu soluble.

Il faut, en effet, constituer le mélange d'acide phénique et d'acide sulfurique à parties égales et prendre la précaution de refroidir artificiellement pendant l'opération, pour prévenir un échauffement excessif qui entraînerait la formation de combinaisons moins actives, en particulier d'*acides sulfonés* (sulfo-conjugués). On sépare par filtration quelques parties insolubles qui persistent.

Behring ne conseille de chauffer qu'à 40 ou 50° ce mélange, quand on désire en augmenter l'activité par la température, dans la pratique de la désinfection, peut-être pour éviter le retour aux combinaisons peu actives. Il n'y a pas lieu de prendre la même précau-

1. Henle (A.), *Ueber Creolin und seine wirksamen Bestandtheile* (*Archiv für Hygiene*, IX, p. 188, 1889). — Fränkel (C.), *Die desinficirende Eigenschaften der Kresole. Ein Beitrag zur Desinfectionsfrage* (*Zeitschrift für Hygiene*, VI, p. 521, 1889).

2. Jager (H.), *Untersuchungen über die Wirksamkeit verschiedener chemischer Desinfektionsmittel bei dauernder Einwirkung auf Infektionsstoffe* (*Arbeiten aus d. Kaiserl. Gesundheitsamte*, V, 2, 1889).

tion vis-à-vis de l'*acide phénylsulfurique*, où il n'entre que du phénol pur. La chaleur a, sur celui-ci, la même influence favorable que sur les autres désinfectants (Heider).

Les crésols, la créoline ou crésyl, le lysol, etc. — Le *crésol* ou *crésyl*, *crésylol*, *acide crésylique*[1], presque insoluble dans l'eau, distille de l'acide phénique impur à 203°. Il présente trois isomères, orthocrésol, métacrésol et paracrésol. — Ce que l'on appelle, en France, « le *crésyl* » n'est autre chose que la créoline de Pearson ou de Jeyes, dont il sera parlé et qui renferme, du reste, surtout du crésol.

Nous venons de voir que le crésol soluble est un bon désinfectant et que, quand on emploie à la désinfection l'acide phénique brut mélangé d'acide sulfurique, suivant la méthode de Laplace et de Frânkel, c'est en réalité par les crésols que l'on désinfecte, plus que par tout autre élément.

Cependant, C. Frânkel démontre que la solution des ortho, — para, — et métacrésol à 5 0/0 tue les spores charbonneuses les plus résistantes en 6 à 8 jours (le métacrésol est le plus actif) ; mais que la solution à 4 0/0 d'un mélange à poids égaux d'acide sulfurique et de l'un des crésols atteint au même résultat en 8 à 20 heures, la solution à 2 0/0 d'acide sulfurique et de métacrésol en 2 jours. Ce n'est pas la formation de *sulfonates de crésol* qui, dans ce cas, détermine l'activité du mélange ; car, en essayant à part un certain nombre de ces sulfonates, on leur trouve moins de pouvoir désinfectant qu'aux mêmes proportions du mélange.

L'auteur recommanderait, néanmoins, les sulfonates de crésol à cause de leur solubilité et de l'absence d'odeur, n'était que l'industrie n'a pas encore trouvé le

1. Remouchamps (Ed.) et Sugg (E.), *L'acide phénique, la créoline et le lysol* (*Mouvement hygiénique*, VI, p. 367, 1890).

moyen de les produire à bon marché. Il en est un, qui a été bien étudié par Serrant et Hueppe[1], l'*aseptol*, dont le rôle en désinfection peut devenir considérable, à la condition de ne pas être employé chaud, ce qui en ferait un parasulfonate moins actif. Il se forme, d'ailleurs, des sulfonates de phénol dans l'opération du mélange d'acide sulfurique à l'acide phénique brut, même quand elle est faite à froid.

L'aseptol a les sympathies de Vallin pour l'usage chirurgical: il détruit les bacilles du charbon sans spores, à 3 0/0, en 15 minutes, et, en solution à 10 0/0, tue les spores du charbon au delà de 30 minutes. Il est très soluble dans l'eau et très peu caustique. Les phénols sulfonés sont, du reste, moins toxiques que l'acide phénique (Frânkel).

On vend un « crésol des toluidines » brut, liquide épais, brun, à forte odeur, insoluble dans l'eau, mais qui devient soluble par l'addition d'acide sulfurique, comme plus haut. Ce crésol coûte moins cher que les précédents, tout en ayant la même énergie. La constitution de ce corps a permis de reconnaître que l'acide sulfurique et le crésol restent séparés dans le mélange et que le premier n'a fait que mettre en liberté le pouvoir désinfectant du second en le rendant soluble.

Mais, comme on le soupçonne et comme le fait ressortir Nocht, ces mélanges acides sont impraticables pour la désinfection d'une foule d'objets, vêtements, cuirs, meubles, ornements divers. Il fallait donc trouver des préparations *neutres* ou *alcalines* de ces crésols contenus dans l'acide phénique brut et doués d'un pouvoir désinfectant si manifeste dès qu'ils deviennent solubles. C'est ce besoin qui a fait inventer la *créoline*.

La créoline est un produit anglais, portant à l'origine le nom de Jeyes, qui a été introduit en Allemagne

1. *Berliner Klin. Wochenschrift*, 1886, n° 37.

par la maison William Pearson et Cie, de Hambourg. Elle ne tarda pas à rencontrer sur ce terrain la concurrence de la créoline d'Artmann, de Brunswick. En France, on n'emploie que la créoline de Jeyes, sous le nom de *crésyl* [1]. Nous verrons qu'il n'y a pas de raisons pour en changer.

L'activité désinfectante de la créoline a été étudiée par Nocard, E. v. Esmarch, J. Eisenberg, A. Henle, Th. Weyl, Remouchamps et Sugg [2].

Les créolines sont des *émulsions* et non des solutions; on y a tourné l'insolubilité des crésols dans l'eau en les incorporant à une liqueur savonneuse qui, comme nous allons le voir, élève la solubilité des acides phéniques impurs. Elles consistent essentiellement en des carbures d'hydrogène et des phénols distillant au-dessus de 200°. Ces derniers sont en partie sous la forme de phénolate de soude.

Th. Weyl compare, dans le tableau ci-dessous, les deux créolines.

	CRÉOLINE D'ARTMANN		CRÉOLINE DE JEYES	
	En 10 gr.	Pour cent.	En 10 gr.	Pour cent.
Carbures d'hydrogène.	8,49	84,9	5,69	56,9
Phénols..............	0,34	3,4	2,26	22,6
Acides...............	0,15	1,5	0,04	0,4
Matière organique insoluble dans l'éther.	0,19	1,9	indéterminée	»
Sodium...............	»	0,8	»	2,4

1. Richard (E.), *Précis d'hygiène appliquée*. Paris, 1891, p. 400.
2. Weyl (Th.), *Ueber Creolin* (*Zeitschrift f. Hygiene*, VI, p. 151, 1889).

Il est clair que les deux créolines ne se ressemblent pas. Les auteurs allemands sont, d'ailleurs, sévères pour celle d'Artmann, leur compatriote. Mais, chose plus grave, Weyl craint que ni l'une ni l'autre ne se ressemble à elle-même d'un jour à l'autre, attendu qu'elles sont fabriquées avec des huiles de goudron de constitution très compliquée, variable selon la nature des charbons et le procédé industriel. Ce qui explique aussi la divergence des expérimentateurs. En somme, ce sont des remèdes secrets.

Des recherches de Biel, Fischer, Lutze (cités par Henle), il ressort que la créoline anglaise renferme 66 0/0 d'hydrogènes carbonés aromatiques indifférents, dont 18 0/0 (Fischer) consistent en naphtaline ; 27,4 0/0 en phénols supérieurs qui, par distillation fractionnée, sont à peu près débarrassés de l'acide phénique ; 2,20 0/0 sont des bases organiques analogues à la pyridine ; 4,4 0/0 des cendres (carbonate de potasse, un peu de chlore et des traces de sulfate de potasse). Le carbonate de potasse provient d'un savon résineux au moyen duquel les éléments insolubles sont émulsionnés.

Henle a trouvé la créoline qu'il a examinée moins riche en phénols et davantage en bases pyridiques. La créoline d'Artmann lui a paru moins une émulsion savonneuse qu'une préparation dans laquelle une substance analogue à la gomme arabique tient une grande place. Quant à la créoline de Pearson, il l'a non seulement analysée, mais reconstituée. Finalement, il a montré que, dans le plein effet de ce désinfectant, quatre groupes de corps agissent simultanément, savoir :

1° Un savon (résineux) ;
2° L'huile de créoline ;
3° La pyridine ;
4° Des phénols (crésols).

Dans la créoline, les crésols sont, non pas dissous

mais à l'état d'émulsion. « L'émulgent » est le savon résineux. Ces crésols sont l'élément capital ; mais il faut tenir compte aussi de l'action antiseptique des carbures d'hydrogène que Henle a pu extraire sous forme d'*huile de créoline*. Selon Engler, ce sont les huiles hydrocarbonées qui, dans la créoline, dissolvent le savon. Les pyridines ne servent à rien.

Il s'agit toujours de la créoline de Pearson — Jeyes. Behring et Henle s'accordent à déclarer que celle d'Artmann n'a aucune valeur en désinfection. L'inventeur a voulu obtenir un produit qui ne fût pas toxique, et a surtout réussi à créer une préparation inerte.

La créoline de Pearson à 0,5 0/0, à la température de 21°, a tué les bacilles typhiques en 15 minutes. L'acide phénique à la même dose n'y arrive pas en une heure à 22° et ne tue ces bacilles qu'à 30 à 32° en une heure, 40 à 42° en 5 à 15 minutes. — Jäger fait connaître que les crachats tuberculeux sont neutralisés après une minute d'immersion dans la créoline de Pearson à 10 0/0 ou même à 5 0/0.

Aucun des éléments composants de la créoline, crésols, huile de créoline, savon, ne possède à beaucoup près le pouvoir désinfectant qui se trouve acquis au mélange.

Exprimé en chiffres, le rapport entre l'activité, vis-à-vis de bactéries sans spores en bouillon de culture, de l'acide phénique et celle des crésols et de la créoline serait = 1 : 3 — 4 : 10 (Behring). La créoline a donc droit à un rang supérieur parmi les désinfectants.

A de certains égards, elle peut passer avant l'acide phénique et même avant l'acide impur traité par l'acide sulfurique, par exemple pour des désinfections de surfaces. Quand on s'adresse au corps humain, elle remplace avantageusement le sublimé. C'est, d'ailleurs, un des meilleurs désodorisants connus.

Mais, comme celui du sublimé, le pouvoir désinfectant de la créoline s'amoindrit quand on l'applique à des milieux riches en albumine. Elle suspend le développement des bacilles du charbon, dans le bouillon, à la dose de 1 p. 10.000; mais, dans le sérum du sang de bœuf, la proportion nécessaire devient 1 : 200. L'acide phénique reprend ici sa supériorité ; d'autant plus que les crésols rendus solubles, un peu moins neutralisés que la créoline par les liquides albumineux, restent encore, en cette occasion, au dessous de l'acide phénique.

Il est remarquable que les émulsions de créoline fraîchement préparées sont plus actives qu'après un certain temps de conservation.

La créoline coûte 1 fr. 10 le kilogramme.

Sous le nom de *crésyl*, la créoline de Jeyes a été introduite parmi les désinfectants règlementaires dans le service de santé de l'armée.

Il en a été fait une application en grand dans les halles du *marché aux bestiaux* de La Villette, à partir du 1er août 1888 [1]. Nocard en loue les qualités, mais paraît être allé trop loin en avançant qu'elle n'est pas toxique.

Elle l'est certainement, par les phénols qu'elle renferme. Rosin et Cramer (*in* Henle) ont rapporté des accidents provoqués par son emploi. Selon Behring, la toxicité de la créoline peut compter pour 1, celle de l'acide phénique et des crésols étant 3 et celle du sublimé 120. En général, elle est inoffensive à l'usage.

Son activité échoue devant les matières infectieuses à spores.

Les *solutions de savon carbolique* de Nocht procèdent de la même idée que la créoline, celle d'éviter l'extrême acidité des mélanges phénylsulfuriques. L'auteur fait une solution aqueuse et chaude de savon dans laquelle il verse, en agitant vivement, de l'acide phéni-

1. Note sur le service de désinfection du marché aux bestiaux de La Villette (*Bulletin municipal officiel de la Ville de Paris*, 4 novembre 1889).

que à 100 0/0. Les solutions de 3 de savon pour 100 d'eau peuvent aisément dissoudre 6 0/0 d'acide phénique à la température de 60° ; les solutions à 6 de savon p. 100, 12 0/0 d'acide phénique. La liqueur qui en résulte est limpide, sauf que par le refroidissement elle devient opalescente quand la proportion d'acide est forte. Elle se prête à la désinfection de tous les tissus, laine ou toile, clairs ou foncés, et ne les compromet en rien, même dans le cas d'une immersion de 24 heures de durée. La réussite de la désinfection est en raison de la proportion d'acide phénique dans la solution. A 5 0/0 d'acide, elle détruit les spores du charbon en 24 heures.

Le *lysol*, dont il va être parlé, n'est guère plus que la solution savonneuse de Nocht. Mais nous devons d'abord une mention aux *solutions neutres de crésol*, qui ont fait l'objet de deux memoires de Hans Hammer, de Prague [1].

On reproche aux solutions savonneuses, y compris la créoline et le lysol, de s'oxyder à l'air et de perdre, par suite, une part de leur activité ; en outre, quand il s'agit d'une émulsion, de posséder une consistance qui en rend le maniement désagréable. En ajoutant du crésol à des solutions aqueuses concentrée de *salicylate de soude*, on obtient des mélanges qui peuvent être dilués dans l'eau à volonté sans abandonner leurs crésols. Ce sont des crésols en *solution aqueuse neutre*.

On peut employer, pour ces préparations, des crésols de n'importe quelle provenance et remplacer le salicylate de soude par un autre salicylate et, d'ailleurs, par les sels de tous les acides orthoxybenzène-carboniques. Le benzoate de soude et ses homologues, les benzènesulfonates de soude, agissent plus faiblement. Les dérivés de la naphtaline correspondant aux

1. Hammer (Hans), *Ueber die desinficirende Wirkung der Kresole und die Herstellung neutraler wässriger Kresollösungen* (*Archiv f. Hygiene*, XII, p. 359, 1891, et XIV, p. 117, 1892).

corps qui déterminent la solubilité du crésol possèdent le même pouvoir à un degré plus élevé. Le professeur Hueppe a donné le nom de *solveols* aux solutions neutres de crésol, obtenues d'après ces principes.

En dehors des sels organiques précités, les sels de phénol et de naphtol rendent aussi les crésols et phénols supérieurs solubles dans l'eau. Ainsi, avec 32 gr. de crésol, 8 gr. de soude caustique, 32 gr. d'eau, on obtient une solution renfermant 11 gr. de crésol libre, c'est-à-dire une solution de crésol dans le crésylate de soude (*Kresolnatrium*).

Hammer a essayé le pouvoir désinfectant de cinq solutions de crésols (ortho-para-métacrésol, orthocrésol, métacrésol, paracrésol, méta — et paracrésol) dans le *métacrésotinate de soude*, renfermant : Eau 500 gr. ; métacrésotinate de soude 350 gr., et 250 gr. du crésol en expérience ; en d'autres termes, un solvéol. Les résultats ont été à peine inférieurs à ceux de Fränkel avec l'acide phénique brut traité par l'acide sulfurique. Des spores charbonneuses très résistantes ont été tuées par les solutions au métacrésotinate de soude 5 0/0 : en 1 heure avec l'ortho-méta-paracrésol, et avec le métacrésol ; en 1 jour avec le méta-paracrésol et l'orthocrésol ; en 2 jours avec le paracrésol.

Les solutions de crésol dans le *naphtalinesulfonate de soude* le cèdent peu aux précédentes en énergie désinfectante et coûtent moins cher, mais sont d'un usage moins agréable.

L'auteur conseille de remplacer les solutions de crésol brut dans l'acide sulfurique, de Fränkel, dont la causticité est gênante, par la solution de crésol brut dans le *crésylate de soude*, laquelle est alcaline, n'attaque point les parois des locaux comme la précédente, tout en étant très active, surtout si l'on élève un peu la température. Ce produit nouveau s'appelle le *solutol*. Le commerce en fabrique en ajoutant à du crésol une quantité déterminée d'alcali ; il se forme une solution du crésol dans ses sels alcalins.

Le solvéol et le solutol ont l'apparence d'une activité plus grande que la créoline et le lysol, par ce fait qu'on obtient les mêmes résultats avec une proportion des premiers plus faible que celle des derniers. Mais si l'on réduit ces diverses préparations aux quantités réelles de crésol qu'elles représentent, on reconnaît aisément, à l'expérience, que le pouvoir désinfectant est le même de part et d'autre.

Pareille aussi est leur toxicité, rapportée à celle du crésol, qui est de 0 gr. 6 par kilogr. d'animal.

C'est encore le besoin de rendre soluble dans le savon alcalin les phénols supérieurs qui nous a valu le *lysol*, le plus récent des désinfectants.

Il est fabriqué à Hambourg, suivant brevet impérial du 8 mai 1889, par la maison Schülke et Meyer, avec une sorte de mise en scène scientifique qui dénote un esprit commercial fort avisé. Le professeur Engler et le Dr Schmidt en contrôlent officiellement la constitution chimique, et le professeur Schottelius en surveille les propriétés bactéricides [1].

L'essence du procédé de fabrication est que les subtances qui composent les huiles de goudron sont mêlées à du savon *à l'état naissant*. Ce n'est pas une émulsion, c'est bien une solution de l'huile de goudron dans le savon (Engel). Les substances choisies dans le cas particulier sont, naturellement, les crésols, c'est-à-dire des antimycotiques, dit Gerlach, des plus énergiques.

La *Société française du lysol*, qui ne sait guère moins bien faire valoir son produit que sa voisine de Hambourg, fabrique de même un *savonate alcalin de crésylol* (crésol), dans lequel cet élément actif entre pour une proportion de 47 à 50 0/0.

Le lysol, n'étant pas une émulsion comme la créo-

1. GERLACH (Val.), *Ueber Lysol* (*Zeitschr. f. Hyg.*, X, p. 167, 1891).

line, est parfaitement soluble dans l'eau. C'est un liquide épais, brun-clair, du poids spécifique de 1,042. Sa réaction est alcaline. Il mousse à la façon d'une lessive et présente, d'ailleurs, l'avantage de participer à la fois des propriétés d'un antiseptique et de celles du savon (Remouchamps et Sugg). Engler lui attribue la composition suivante :

Cendres	6,52
— calculées en potasse	5,30
Produit de distillation huileux brut	51,00
Phénols (crésols)	47,40
Carbures d'hydrogène neutres	3,60

Dès l'origine, le lysol a été présenté comme un désinfectant supérieur à l'acide phénique, au point de vue même du pouvoir bactéricide. Behring ne conteste pas l'assertion de Schottelius, que les choses sont telles vis-à-vis des bacilles du charbon et de la diphtérie dans leurs bouillons de culture. Pour ce qui concerne les bacilles du typhus et du choléra, Boer n'a pas trouvé de différences notables [1].

Remouchamps et Sugg, en usant des cultures sur gélatine comme moyen de contrôle après la désinfection, ont reconnu que « l'acide phénique tue *(les spores)* au bout de 10 à 11 jours ; que la créoline diminue la vitalité des spores avant le 20e jour, mais ne tue pas ; et qu'il en est de même pour le lysol. » Toutes les préparations essayées étaient à 5 0/0. A 2 et 1/2 0/0, aucun des trois désinfectants ne tue les spores.

En expérimentant sur les bacilles du typhus et du choléra, les mêmes auteurs ont trouvé, en bouillons de culture, la créoline et le lysol supérieurs à l'acide phénique et à peu près égaux entre eux, excepté en ce qui regarde le choléra, où la créoline se montra plus

1. Voy. Schottelius, *Vergleichende Untersuchungen ueber die desinficirende Wirkung einiger Theerproducte* (*Münchener med. Wochenschrift*, 1890, n° 20).

active que son congénère. Les solutions à 5 0/0 sont efficaces presque instantanément; à 2 et 1/2, toutes le sont en 10 minutes.

En bouillons *albumineux*, le lysol s'est montré l'égal de l'acide phénique, et plus actif que la créoline à l'égard du bacille typhique. Toutefois, Behring affirme que, dans le sérum, le lysol est moins actif que la créoline qui, elle-même, est 50 fois moins active que l'acide phénique.

Les matières fécales cholériques ou typhiques, mélangées à volumes égaux avec les solutions à 2 et 1/2 0/0, ont été débarrassées des germes du choléra et de la fièvre typhoïde en cinq minutes, aussi complètement par l'un que par l'autre des trois antiseptiques.

Dans les solutions à 1 0/0, les linges et couvertures souillés de selles typhiques ou cholériques sont totalement stérilisés par l'un et l'autre des trois désinfectants, après un séjour de 2 heures *à froid* et de 30 minutes *à chaud* (50°). Un séjour de 30 minutes à 1 heure, à froid, suffit même à tuer les germes du choléra. L'action de la créoline est un peu inférieure à celle de ses congénères.

Dans les solutions à 2 et 1/2, un séjour de 30 minutes à chaud, et même à froid, tue complètement les germes de l'une et de l'autre espèce.

Au point de vue de la *toxicité*, les expérimentateurs de Gand concluent, d'injections hypodermiques des désinfectants à des animaux, que l'acide phénique est toxique à la dose de 0 gr. 30 par kilogr. d'animal, la créoline à 1 gr. 10, le lysol à 2 gr. 30. Ce dernier est donc le moins toxique des trois et finalement « est une bonne acquisition pour la médecine et pour l'hygiène ».

Behring, qui oppose de sérieuses critiques aux allégations de Schottelius, toutes en faveur du lysol, fait remarquer que le professeur de Fribourg-en-B.

n'a pas contrôlé l'action du lysol en portant à l'étuve, où elles germent parfois encore après qu'on les croyait stérilisées, les matières infectieuses traitées par le désinfectant. Remouchamps et Sugg se sont mis à l'abri de ce reproche quand il a été nécessaire.

Aussi leurs résultats, vis-à-vis des matières infectieuses *à spores* se rapprochent-ils de la formule de Behring, que nous reproduisons parce qu'elle s'applique à tous les désinfectants nouveaux qui viennent d'être passés en revue : « En solution alcaline ou dans les solutions savonneuses, l'acide phénique pur ou impur, les divers crésols, la toluidine, la xylidine, ne tuent pas sûrement les spores charbonneuses, même en solution à 10 0/0 et avec une durée d'application de plusieurs jours. Le lysol, pas plus que la créoline, n'est mortel aux spores par une durée d'application de 24 heures ou de moins de 24 heures. »

Suivant Cadéac et Guinard [1], le lysol est certainement un microbicide supérieur à l'acide phénique, à la créoline, au crésyl et aux autres produits analogues, mais il n'est, cependant, pas préférable aux antiseptiques classiques. Son activité n'est pas extraordinaire, car il n'est vraiment efficace qu'employé en solutions qui peuvent être caustiques et irritantes, bien que les prospectus annoncent le contraire (et que, selon Remouchamps et Sugg, il n'attaque pas l'épiderme, même en solution concentrée). On peut le conseiller dans la désinfection des locaux d'habitation, des fosses d'aisance, des étables, des écuries.

Il est, d'après Maisel [2], préférable au solutol pour la désinfection et la désodorisation des abattoirs.

La Société française du lysol le vend 5 francs le litre. Le traitement des matières de fosses par la solution à 2 et 1/2 p. 0/0, à volumes égaux, reviendrait

1. Sur le lysol (*Province médicale*, 1892, n° 17).

2. MAISEL, *Solutol I und Lysol in der Gross-Desinfektion* (*Berlin. Thierärztliche Wochenschrift*, 1892, n° 32).

donc à 125 francs par mètre cube. N'employât-on que la solution à 1 0/0 ou, ce qui revient à peu près au même, ne fit-on agir qu'un demi-volume de solution à 2 et 1/2, c'est encore de 50 à 62 fr. 50, et c'est beaucoup. Nous croyons qu'il faudra réserver ce corps pour la désinfection des selles déposées dans les bassins et chaises percées, aux linges des malades et aux effets qui peuvent se laver sans inconvénient, sans préjudice des surfaces sur lesquelles on pourra le faire agir.

Notons, d'ailleurs, avec Behring et comme on peut le pressentir à la suite des développements dans lesquels nous sommes entré, qu'en dehors des savons, les lessives de soude ou de potasse conviennent très bien pour donner à l'acide phénique impur, aux crésols, au goudron de houille, la solubilité dans l'eau, nécessaire à tous les désinfectants. La valeur parasiticide de ces solutions alcalines est identique, aussi bien que celles des solutions savonneuses correspondantes d'acide phénique et de crésol. Le commerce en fournit déjà.

Elles ne sont pas encore très vulgaires en désinfection publique, non plus que les solvéols, le solutol, le lysol et même la créoline. Mais, quand on s'occupera sérieusement de l'éducation des désinfecteurs, on aura peut-être le moment d'examiner si des situations particulières ne se trouveraient pas mieux de tel désinfectant que de tel autre et s'il n'y a pas avantage à sortir quelquefois du sublimé et de l'étuve, encore que leur puissance soit incontestable. C'est, sans doute, cette désinfection de l'avenir qui justifie ce long exposé des corps de la série aromatique.

Nous croyons inutile de nous arrêter à des agents qui n'ont aucune chance d'entrer dans la désinfection publique, tel que le *thymol* et l'*eucalyptol*, un peu passés de mode, le *sozoiodol* qui a été une erreur, l'*acide salicylique*, très actif mais presque insoluble (1 sur 400).

Le travail de Behring mentionne encore les *matières colorantes* organiques, le *violet de méthyl* (*Pyoktanine* de Stilling), le *vert de malachite*, dont le pouvoir bactéricide est extrêmement variable d'une espèce microbienne à l'autre, mais assez grand pour que le premier, à 1 sur 5.000, tue les bacilles du charbon et ceux de la diphtérie, le second les bacilles du choléra à 1 sur 25.000, tandis que les bacilles du typhus réclament 1 : 150 de pyoktanine et 1 : 300 de vert de malachite. Je ne sache pas que l'usage de ces agents soit encore très répandu : mais, comme il n'existe pas de « désinfectant universel, » ceux-ci peuvent s'adapter très bien à des situations particulières. C'est pourquoi nous les ajoutons à la liste.

DÉSINFECTANTS LIQUIDES PEU SOLUBLES DANS L'EAU.

Le *chloroforme* est un bon désinfectant, comme l'ont montré Salkowski (cité par Behring) et Kirchner [1]. Des cultures massives de bacilles du choléra ont été rendues pures de germes en moins d'une minute par le chloroforme à 1 0/0, en une heure à 0,25 0/0. Les bacilles typhiques ont été détruits en une heure par 0.50 0/0 de cet agent. Le chloroforme peut être aisément, à la faveur de sa volatilité, chassé des liquides sur lesquels il a agi. Kirchner parle d'additionner de chloroforme l'eau de boisson suspecte de véhiculer le typhus ou le choléra. Je ne sache pas que le conseil ait encore été suivi. Il faudrait, sans doute, après traitement, chasser le chloroforme par la chaleur. Autant vaut faire bouillir l'eau tout de suite, sans chloroforme.

Les « huiles éthérées » que nous appelons *essences* jouaient un grand rôle dans l'antisepsie inconsciente d'autrefois. Les Egyptiens s'en servaient pour conser-

1. *Untersuchungen über die Einwirkung des Chloroformes auf die Bacterien* (*Zeitschrift für Hygiene*, VIII, p. 465. 1890).

ver les cadavres princiers. L'huile que le bon Samaritain versa sur les blessures du voyageur appartenait peut-être à la catégorie des essences. Il n'y a pas encore longtemps que la désinfection des personnes et des navires, dans les lazarets, se pratiquait à l'aide de *parfums*. Les huiles éthérées entrent vulgairement dans la composition des eaux de toilette.

Ce sont, en effet, de réels antiseptiques, au témoignage de Rob. Koch, de Chamberland, de Cadéac et Meunier [1]. Ces deux derniers ont cherché à déterminer l'activité bactéricide des essences *par comparaison*. Ils plongeaient une aiguille de platine, chargée d'une culture sur agar des bactéries à examiner (typhus, morve) dans l'essence liquide ; puis, ils inoculaient par stries, sur agar, l'échantillon ainsi traité. Si aucune végétation bactérienne n'apparaissait, ils concluaient à la stérilisation. La différence d'activité des diverses essences se reconnaissait au temps plus ou moins long que les échantillons de cultures devaient passer dans le liquide antiseptique pour entraîner la mort des bactéries.

En opérant de la même manière à l'égard du sublimé, de l'éther iodoformé, du sulfate de cuivre, de l'acide phénique, ils ont pu se convaincre que certaines essences ne le cèdent pas, sous le rapport de l'activité, aux désinfectants les plus en renom. Ainsi, pour détruire les *bacilles typhiques*, il a fallu :

Désinfectants.		*Essences.*	
Sublimé (1 : 1000)....	10 minutes	Cannelle de Ceylan.	12 minutes
Ether iodoformé......	36 heures	Girofiée............	25
Sulf. de c. (2 : 100)...	9 jours	Serpolet............	35
Acide phén. (1 : 100..	12 jours	Thym..............	35
		Patchouly...........	85

Un grand nombre d'autres essences arrivent au même résultat en moins de 24 heures ou de 48 heures. Nous ne pensons pas, néanmoins, que ces prépara-

1. *Recherches expérimentales sur l'action antiseptique des essences* (*Annales de l'Institut Pasteur*, 1889, p. 317).

tions, qui ne sont solubles que dans l'alcool, entrent jamais dans la désinfection courante, comme l'acide phénique ou le sublimé.

Ce sont, d'ailleurs, aussi des poisons, bien qu'on les emploie largement à la toilette de la bouche.

On ne les emploie même pas à d'autres désinfections.

CORPS AGISSANT A L'ÉTAT SOLIDE

L'or, l'argent, à l'état de métal, le mercure, le cuivre, le nickel, le zinc, ont des propriétés bactéricides. Celles de l'or sont très frappantes, et le professeur Miller a pensé qu'il pouvait y avoir là une indication spéciale pour l'obturation des dents creuses à l'aide de feuilles métalliques. Les bacilles du charbon, le *bacillus pyocyaneus*, sont fortement entravés dans leur développement par l'or métallique, tandis que l'argent entrave davantage les bacilles typhiques. Behring suggère que ces différences dépendent de la façon dont les produits de la nutrition des bactéries attaquent ces divers métaux.

Nous n'avons admis cet article dans nos développements que pour enregistrer ces faits curieux et laisser ouverte la perspective d'applications à l'hygiène publique, que nous ne soupçonnons pas, mais que l'avenir pourra préciser.

DÉSINFECTANTS A L'ÉTAT GAZEUX

Les désinfectants gazeux ont eu, dans leur temps, une grande vogue. On croyait que les gaz purificateurs pénétraient dans l'épaisseur des paquets d'étoffes ou de linges, des matelas, et peut-être des murailles. Les dispositions adoptées en 1873, à l'égard des fumigations sulfureuses, par la *Commission Allemande du choléra*, sont la dernière grande manifestation officielle de ces opinions. Depuis lors, il n'y a plus que des protestations en sens contraire ou des tentatives isolées de réhabilitation, d'ailleurs infructueuses.

A priori, il ne faut pas maintenir sur la liste des désinfectants *publics* un agent contesté et contestable. C'est pourquoi nous pensons qu'il convient de rayer définitivement de cette liste l'*acide sulfureux*.

Je renvoie à la thèse de l'un de mes élèves, le docteur Fischer [1], pour les controverses dont ce désinfectant (à l état gazeux) a été l'objet. Vallin, Dujardin-Beaumetz et beaucoup de médecins militaires l'ont soutenu de leur mieux; tandis que Schotte et Gärtner, R. Koch et Wolffhügel, Heusner, Richard, Dubief, Bruhl et Gaillard, Thoinot, Cassedebat, accumulent les preuves de son incapacité ou tout au moins de son infidélité. On remarquera que les insuccès de cet agent ne se limitent pas aux matières infectieuses avec spores, mais que des bacilles aussi peu résistants que ceux de la diphtérie, du typhus abdominal et même du choléra résistent à des fumigations sulfureuses de 60 grammes de soufre au mètre cube d'espace, pour peu que ces bacilles ne soient pas exactement à la surface mais aient pénétré dans la trame des tissus.

D'ailleurs, on se trompe quand on croit s'être assuré de bons résultats par cela qu'on a brûlé une grande quantité de soufre pour un espace donné. Cela prouve surtout que les parois du local n'étaient pas imperméables, comme il arrive régulièrement de nos demeures, et tout d'abord des murs et plafonds des casernes et des logements d'ouvriers, où le besoin de désinfection se fait le plus souvent et le plus vivement sentir.

Il est recommandé d'humecter les surfaces, dans les locaux qui doivent être soumis aux fumigations sulfureuses. Cette précaution élève, sans conteste, le pou-

1. *De la désinfection publique*. Thèse de Lille, 1892.

voir désinfectant de l'agent ; mais en en convertissant une partie en acide sulfurique, qui est désinfectant, mais ramène les chances de détérioration des tissus et objets métalliques et de décoloration des étoffes, signalées plus haut.

L'acide sulfureux a complètement disparu des rangs des désinfectants chimiques usités en Allemagne. En France, les règlements militaires l'ont conservé, et Thoinot, qui l'abandonne quand il s'agit des locaux, recommande encore « d'établir, dans un endroit fixe, une *soufrière* », où les gens du village porteront à désinfecter « les objets non altérables par l'acide sulfureux », lesquels sont vraiment rares.

Je ne repousse pas l'adage : « *melius anceps quam nullum* (*remedium*). » Mais il existe, même pour les villages qui n'ont pas d'étuve, des agents beaucoup plus simples et autrement efficaces que l'acide sulfureux. On ne voit pas pourquoi l'on continuerait à s'embarrasser de celui-ci, qui n'est pas déjà d'un maniement si commode, ni bon marché. Tout au plus peut-on s'expliquer, pour les stations quarantenaires de la Louisiane, concurremment avec les pulvérisations de sublimé, ces injections « de torrents d'acide sulfureux », que l'on envoie dans les soutes aux marchandises, où celles-ci sont souvent du café ou du sucre, mal faits pour les pulvérisations de sublimé. Encore fera-t-on bien de chercher autre chose.

Le chlore, le brome, l'iode. — Ces corps partagent le sort de l'acide sulfureux, en tant que *gaz secs* appliqués à la désinfection.

Fischer et Proskauer [1] ont ruiné le chlore et le brôme dans la confiance des hygiénistes, comme Wolffhügel l'avait fait du soufre. De leurs expériences il est résulté que l'action des gaz chlore ou brôme est

1. *Ueber die Desinfection mit Chlor und Brom* (*Mittheilungen aus d. Kaiserl. Gesundheitsamte*, II, p. 228, 1884).

très superficielle, incertaine, difficile à mettre en pratique, dangereuse pour le personnel, *inapplicable* à une foule d'objets, *coûteuse.* Pour avoir des résultats positifs, la désinfection au chlore dans un local doit être aidée d'une saturation hygrométrique complète de l'atmosphère intérieure ; les objets à désinfecter doivent eux-mêmes être humides. D'où des détériorations bien faites pour faire renoncer au procédé. Les micro-organismes, dans ces conditions et avec celle d'une étanchéité parfaite des parois, sont détruits lorsqu'une proportion de chlore de 0,3 0/0 (en volume) agit pendant 3 heures, ou une de 0,04 0/0 pendant 24 heures.

Ce qui a été dit du chlore peut s'appliquer aux vapeurs de brome et d'iode. Les gaz ne sont, décidément, pas de bons désinfectants. L'insuccès des tentatives faites avec les vapeurs de sublimé (Kœnig) et d'acide phénique confirme la règle.

Autre chose est du chlore dissous dans l'eau. Geppert (de Bonn), après avoir montré les faiblesses qui peuvent affecter les désinfectants les plus éprouvés, le sublimé, l'acide phénique, l'eau bouillante, essaie de revenir au plus vieux des désinfectants, le chlore, mais propose tout d'abord l'emploi de « *l'eau chlorée* ». L'eau chlore à 0,2 0/0, en quinze secondes, enlève aux spores charbonneuses tout pouvoir d'infection sur les cochons d'Inde ; à 1 sur 700, elle produit la stérilisation complète. Selon le même, une pâte de *chlorure de chaux*, sur laquelle on fait agir une solution d'acide chlorhydrique à 2 ou 3 0/0, serait un excellent désinfectant, parce que cette réaction donne du chlore à l'état naissant.

Behring reconnaît que les organismes les plus résistants sont anéantis par moins de 1 0/0 de chlore dans l'eau. Mais si, dans un liquide infecté, il y a des sels ou des matières organiques, l'effet du chlore est diminué d'autant ; de telle sorte que l'action du désinfectant reste toujours superficielle. On peut se convaincre qu'il en est ainsi rien qu'aux précautions que Geppert conseille pour l'usage de sa pâte au chlorure de chaux et aux opérations compliquées auxquelles il faudrait se livrer dans le simple but de se désinfecter les mains par des couches de cette pâte alternant avec l'immersion dans la solution chlorhydrique [1].

Dans les liquides albumineux, le chlore commence par s'user en partie à l'oxydation de la matière organique. On ne sait ce qu'il en reste pour tuer les microbes et les spores.

L'acide chlorhydrique dégage du chlore de l'*hypochlorite de soude* aussi bien que du *chlorure de chaux*. Geppert recommande la première de ces réactions, pourvu que l'hypochlorite de soude soit en solution concentrée.

Le *chlorure de chaux*, qui joint à l'action de la chaux caustique celle de l'acide hypochloreux, a été l'objet des recherches de Sternberg [2], de Jäger [3] et de Nissen [4]. Tous ces auteurs en ont mis en relief la grande valeur désinfectante, qui n'est pas douteuse, mais, en général, ils ne se sont pas placés dans des conditions telles que les matières organiques du milieu infectieux neutralisent une partie de l'acide hypochloreux.

Jäger constate que des fils imbibés d'une culture pure de tuberculose ne montrent qu'une infectiosité retardée quand on les enduit d'une couche de bouillie de chaux à 1 sur 5. Ils perdent tout pouvoir infectieux par le traitement au chlorure de chaux à 1 sur 3. En général, les bacilles tuberculeux sont facilement tués par la solution de chlorure de chaux à 1 sur 2. Cependant il s'est présenté, dans les expé-

1. Voy. GEPPERT, *Zur Lehre von den Antisepticis* (*Berlin. klin. Wochenschrift*, 1889, n° 36).
2. *Desinfection and Desinfectants* (*Preliminary report made by the Comittee of desinfectants*. 1887).
3. *Loc. cit.*, page 367.
4. *Ueber die desinficirende Eigenschaft des Chlorkalks* (*Zeitschrift für Hygiene*, VIII, p. 62, 1890).

riences de Jäger, un cas où les bacilles ainsi traités dans les crachats ont encore fourni la végétation bactérienne spéciale.

Nissen a pu stériliser du premier coup, avec le chlorure de chaux entre 1 et 1,5 0/0, des matières fécales renfermant des bacilles typhiques et additionnées de sérum du sang. Pour tuer les mêmes bacilles ajoutés à des fèces seules, stérilisées préalablement dans le courant de vapeur, il a suffi de 0,5 à 1 de chlorure de chaux en poudre p. 100 avec dix minutes d'application. Il faudrait, en pareil cas, dit Behring, un peu plus de chaux caustique, 1, 5 0/0 environ. Mais la chaux est bien plus facile à conserver active que le chlorure de chaux, qui veut être soigneusement préservé de l'action de l'air et de l'humidité et, d'ailleurs, n'est pas d'un maniement agréable. Je partage absolument cette dernière opinion et pense avec l'auteur que le chlorure de chaux est à exclure de la désinfection des latrines, urinoirs, égouts et ruisseaux de rue, où les administrations municipales le prodiguent aisément, peut-être parce que son fumet insupportable fait sentir au public qu'on a fait quelque chose pour sa santé.

En revanche, il n'y a pas d'inconvénient à ce que, selon la proposition de Sternberg, on emploie le chlorure de chaux et l'hypochlorite de soude, son congénère, à la désinfection des vases, des objets en bois ou en cuir, et que l'on trempe dans une solution de ce corps (à 4 0/0) les draps destinés à envelopper les cadavres de personnes mortes de maladies infectieuses, le choléra par exemple,

Le chlorure de chaux sec coûte 40 francs les 100 kilogr. (Vallin).

Les auteurs allemands[1] vantent un corps qui ne

1. BEHRING, *loc. cit.* — RIEDEL (Otto), *Versuche über desinficirende und antiseptische Eigenschaften des Jodtrichlorids, wie über dessen Giftigkeit* (*Arbeiten aus d. Kaiserl, Gesundheitsamte* 1887.)

semble pas connu en France et n'est peut-être guère employé en Allemagne hors des laboratoires, le *trichlorure d'iode*, désinfectant à l'état solide, soluble en toutes proportions dans l'eau, et dont l'action est due à la mise en liberté des halogènes chlore et iode. Les bacilles du choléra en culture liquide ont été tués par cet agent en moins d'une minute à la dose de 0,50 p. 1.000; ceux du charbon en cultures desséchées sur des fils de soie, en 30 minutes à la dose de 1 p. 1.000. Les cultures avec spores sont stérilisées par une proportion de 1 0/0 de trichlorure d'iode en 2 à 3 minutes dans le bouillon, en 10 à 12 minutes sur les fils.

La durée d'application a besoin d'aller jusqu'à 30 à 40 minutes dans un liquide albumineux (sérum).

Le trichlorure d'iode est une poudre rouge-jaunâtre, d'une odeur piquante, provoquant les larmes et la toux. En solution à 5 0/0 dans l'eau, c'est une liqueur ambrée, de fumet intense et qui peut aisément se conserver.

Sa toxicité est faible. En injection sous-cutanée, elle est de 50 c. c. de la solution à 0,4 0/0 par kilogr. d'animal; celle du sublimé à 0,1 0/00 étant de 8 c. c. 1/3 et celle de l'acide phénique à 5 0/0, de 6 c. c. 2/3. Si l'on rapporte la toxicité aux doses nécessaires pour tuer les spores, elle est 1 pour le trichlorure d'iode, 5 à 6 pour le sublimé, 7 à 8 pour l'acide phénique et les crésols.

B. **Désinfectants physiques.** — Il n'existe, à proprement parler, qu'un désinfectant physique, la CHALEUR. Si nous avons mis, en tête de cet article, un pluriel, c'est en visant seulement les modes d'application de cet agent unique dans son genre.

L'incinération. — Ce procédé, dont il n'est pas besoin de démontrer l'efficacité radicale, s'applique aux objets sans valeur ou de peu de valeur dont la désinfection par un autre moyen serait difficile et peu sûre.

On livre aux flammes, sans autre appareil que les précautions nécessaires pour que l'enlèvement en soit inoffensif, la paille des paillasses ou celle des tentes sur laquelle ont reposé des malades atteints d'affections transmissibles, les chiffons, les vêtements sans valeur, les jouets d'enfants de peu de prix, etc. On sait que Tarnier brûle les matelas qui ont servi à ses accouchées; ces matelas sont en balle d'avoine.

Les Américains brûlent les baraques qui ont servi d'hôpital pour les maladies épidémiques ou les blessés de guerre. L. Colin ne désapprouve pas la méthode. A Berlin, on a lavé au bichlorure les baraques de Moabit, dressées pour les varioleux de 1870; on les conserve depuis, et l'on trouve qu'elles sont excellentes. Ailleurs, au témoignage d'E. Richard, on a éteint des foyers de choléra en incendiant toute la literie et les effets d'habillement des malades. Il semble qu'il y ait quelque luxe dans ces vastes et coûteuses flambées. Cela désinfecte, certes. Mais peut-être qu'avec du lait de chaux sur les planches des baraques, une immersion du linge, des couvertures, des vêtements dans la lessive, voire de la laine des matelas dans l'eau de savon chaude (le bacille du choléra n'est pas l'idéal du microbe résistant), on fût arrivé à des résultats très tolérables, en s'épargnant une grosse dépense. L'incinération de la paille n'est déjà pas bon marché. C'est ce qui coûte le plus dans la désinfection totale d'une caserne.

La pratique anglaise et américaine de brûler, dans des fours spéciaux dits « *Destructors* » les ordures ménagères, les produits du balayage des rues, la *gadoue* en un mot, et même les excréments humains, est évidemment une désinfection par incinération, encore que tel n'en ait point été le but primitif. La méthode a ses bons côtés, pourvu qu'on ne l'applique pas au mobilier ni aux effets.

Friction des parois à la mie de pain. — Au lieu de

mettre au feu les parois des locaux qui ont abrité des malades contagieux, ce qui d'ailleurs n'est possible qu'avec les baraques, ou de les *flamber* (à la flamme et non par le *flambage* de M. Pasteur), ce qui serait plus dangereux pour l'immeuble que pour les microbes, on peut recueillir sur un objet intermédiaire les microbes eux-mêmes des surfaces et ne porter qu'eux, avec leur support voulu, dans les flammes. C'est ce qui se passe dans le procédé de la friction des murs contaminés avec de la mie de pain qui est ensuite soigneusement incinérée.

La méthode a été imaginée et appliquée à l'Institut d'hygiène de Berlin, par Esmarch[1], qui prétend avoir imité d'abord une pratique vulgaire. On a, en effet, recours à la mie de pain pour essuyer certains objets délicats, pour faire disparaître du papier le crayon d'un dessin, pour nettoyer les gants, etc. Il semble même que l'administration municipale de Berlin ait prescrit la friction au pain, dans les désinfections publiques, avant que l'auteur en ait vérifié scientifiquement l'efficacité.

Les avantages qu'Esmarch lui attribue et qui sont incontestables, c'est l'innocuité parfaite du moyen, soit pour les ouvriers de la désinfection et pour les personnes qui réoccuperont les locaux, soit pour les papiers de tenture qui recouvrent les murs des appartements ; c'est, surtout, son efficacité désinfectante, qui ne le cède pas au spray de sublimé et serait supérieure au lavage par la solution mercurielle au 1000°.

La facilité d'exécution du procédé est moins certaine. Il y faut des désinfecteurs habiles, consciencieux et patients. Il ne doit pas rester un centimètre carré de la surface qui ait échappé à la friction. On comprend que la désinfection d'une salle du professeur Ziemssen par ce moyen ait duré quinze jours.

Si le pain est trop frais, son adhérence aux parois

1. *Der Keimgehalt der Wände und ihre Desinfection* (*Zeitschrift für Hygiene*, II, p. 491, 1887.)

est gênante ; s'il est trop rassis, il s'émiette et les grumeaux s'en répandent sur le plancher.

Le prix de revient est, de l'aveu d'Esmarch, notablement plus élevé que celui du spray mercuriel. Dans ce dernier cas, en supposant une pulvérisation consécutive au carbonate de soude, la dépense d'ingrédients, pour une pièce de 60 mètres cubes, est de 0,12 à 0,15 centimes ; avec le pain, cela coûte de 2 à 2 marcs 50 (2 fr. 50 à 3 fr. 10). L'auteur allègue qu'il faut 6 heures du travail d'un homme pour la désinfection au spray et que la friction au pain dure bien moins longtemps. Or, c'est justement là le point douteux. J'ai, du reste, toujours été étonné qu'on employât à la désinfection une denrée alimentaire et que personne n'y trouvât à redire.

Esmarch décrit lui-même son mode opératoire. Il prend un pain de seigle ordinaire, bien cuit et très frais ; il le coupe avec un couteau stérilisé en tranches de la grandeur de la main, parallèlement à la croûte, de telle sorte qu'il reste à celle-ci une mince couche de mie ; on peut, en saisissant entre les doigts la croûte, exercer une pression sur le morceau de pain et frictionner le mur ou le papier de tenture sans y toucher directement.

Le pain qui a servi, et que la poussière des murs teint d'ordinaire en gris ou en noir, est porté dans un foyer allumé, ainsi que les grumeaux qui ont pu se répandre sur le sol pendant l'opération. Quand le pain est trop frais, il reste aussi sur le mur frictionné des grumeaux qui doivent être enlevés antiseptiquement.

Hors ce détail, les appartements traités à la mie de pain sont comme rafraîchis par ce nettoyage des parois.

Cronberg[1] propose de remplacer la friction à la mie de pain par la friction à l'éponge, qui ne fait pas de

1. *Zur Desinfection von Wohnungen* (*Archiv f. Hygiene*, XIII, p. 294, 1892)

grumeaux et que l'on peut porter dans l'eau bouillante, quand elle s'est chargée des germes des parois. Il ne semble pas que ce procédé soit bien accueilli, encore que ce soit celui à l'aide duquel G. Cornet a récolté sur les murs des chambres de tuberculeux les poussières qui ont démontré la véhiculation aérienne de la tuberculose.

L'eau chaude. — L'eau bouillante. — Dans le travail que nous avons cité plus haut, Heider rapporte qu'ayant voulu essayer sur le *staphylococcus pyogenes aureus* l'action de la chaleur unie à celle des désinfectants divers, il crut utile d'éprouver aussi la résistance de ce microbe *en dilution aqueuse* vis-à-vis de l'élévation de la température. Or, d'ordinaire, rien qu'à la température de 60° la mort de l'*aureus* arrivait en quelques minutes. Ce résultat sembla à l'auteur pouvoir le dispenser de répéter sur les bacilles pathogènes les essais relatifs à l'action des désinfectants aidée de la chaleur, qu'il avait institués vis-à-vis du staphylocoque doré. Il ressort, en effet, des données courantes que la plupart des microbes pathogènes (diphtérie, morve, typhus, choléra) succombent en général en peu de temps en suspension dans l'eau portée à 60°. La stérilisation par le *chauffage discontinu*, de Tyndall, le démontre d'une façon frappante.

Cela ne prouve pas absolument que les mêmes microbes, enveloppés dans une gangue muqueuse ou fécale, ou enchevêtrés à un tissu, succomberaient aussi vite que dans l'eau. Mais l'on peut en induire, avec Heider, qu'en usant de l'échauffement des solutions désinfectantes on peut faire de sérieuses économies des désinfectants eux-mêmes, substances assez souvent coûteuses et presque toujours toxiques. Nous pouvons, surtout, en conclure, après Broca et le professeur Straus [1], que la température de 100° n'a rien

1. *De la stérilisation et de la désinfection par la chaleur* (*Arch. de médecine expérimentale*, II, p. 307, 1890).

de sacramentel en désinfection et que l'*ébullition* de l'eau, habituellement conseillée à cet égard, n'est autre chose qu'un mode facile et sûr de s'assurer que l'eau a été effectivement portée — et maintenue — à un degré habituellement mortel aux microbes infectieux. Selon le Dr Lewith, la chaleur tue les bactéries en coagulant leur protoplasme, qui est albumineux; la température de 100° est donc plus que le nécessaire.

Les bacilles de la tuberculose, sous un certain état, se distingueraient des autres microbes infectieux par une résistance plus grande à l'action de l'eau chaude. Grancher et Ledoux-Lebard [1], expérimentant avec des cultures de tuberculose diluées dans de l'eau selon la méthode d'Yersin, ont reconnu que les cultures *fraîches* ne subissent qu'un affaiblissement de leur virulence à 60°, mais la perdent entièrement à 70° en quelques minutes. Au contraire, les cultures *sèches* (de 42 à 57 jours), même chauffées à 100°, n'éprouvaient qu'un affaiblissement progressif après une heure de chauffe et même après 3 heures.

Il y a là une nouvelle preuve que les désinfectants doivent varier selon la maladie. Mais, sauf ce cas, la formule est toujours vraie, que « *tous les germes pathogènes connus, y compris leurs spores, sont détruits en dix à quinze minutes par l'eau bouillante* », pourvu que l'action de la chaleur humide ait réellement atteint tous les points où se trouvent des germes. Il est arrivé, en effet, que des spores restées adhérentes à la paroi d'un ballon, au-dessus de l'eau en ébullition, ont échappé à l'action de celle-ci et réensemencé ensuite le liquide. D'où la nécessité d'agiter pendant l'opération.

On peut faire dépasser quelque peu la température de 100° à l'eau bouillante en y incorporant du chlo-

1. *Tuberculose aviaire et humaine.* Action de la chaleur sur la fertilité et la virulence du bacille tuberculeux (*Arch. de méd. expériment.*, IV, p. 1, 1892).

rure de sodium ou de calcium. M. Richard conseille d'ajouter 25 grammes de carbonate de soude par litre, quand les substances à désinfecter renferment de la graisse ou du mucus. Nous y voyons d'autant moins d'inconvénient que l'action désinfectante du sel alcalin s'ajoute à celle de l'eau chaude. On pourrait se borner à une dose moindre. Les *trempeurs* de Geneste Herscher (voy. page 148) ne sont pas autre chose qu'une ingénieuse application de ce principe.

L'appareil de Grancher et de Gennes, pour la désinfection des crachoirs de tuberculeux[1], en est une autre. Des crachoirs, avec leur contenu, passent 20 à 25 minutes dans une lessive bouillante de carbonate de soude à 15 ou 20 0/0, dont la température est de 103 degrés. Les inventeurs avaient, du reste, constaté, comme Fischer et Schill[2], que les bacilles tuberculeux des crachats sont toujours tués, en moins de dix minutes, par l'eau à 100° et même à 90°.

Voilà, certes, encore un mode de désinfection facile, très sûr, à la portée de tout le monde. Il faudrait le dire bien haut et chercher à montrer que le procédé est praticable partout, par le premier venu, avec n'importe quel appareil, voire avec les marmites dont disposent les ménages pour laver la lessive ou la vaisselle. Tout au moins, si l'on invente du nouveau, conviendrait-il d'offrir des appareils très simples et pas coûteux. Même pour la stérilisation de l'eau destinée à la boisson, je ne crois pas qu'il soit bon de construire des machines compliquées, superbes d'ailleurs, qui portent l'eau à la température de 140 degrés. C'est un peu cher pour détruire le *bacillus subtilis* et il peut être dangereux pour l'hygiène de se montrer si exigeante et si dispendieuse.

1. Grancher (J.) et De Gennes, *Sur la désinfection des crachoirs de tuberculeux* (*Revue d'Hygiène*, X, p. 193, 1888).

2. *Ueber die Desinfection des Auswurfs der Phthisiker* (*Mittheilungen aus d. kaiserl. Gesundheitsamte*. II, p. 131, 1884)

L'air chaud. — Il y a une douzaine d'années, il n'existait guère que des étuves à désinfection par l'*air chaud*. Les plus grands noms de la science, Ransom, Virchow, Pasteur et Léon Colin, Vallin, les couvraient de leur autorité ; les publications d'hygiène en offraient les plans, et les villes les plus importantes du monde entier en munissaient leurs hôpitaux. Un jour, il fut reconnu que ces étuves étaient une vaste erreur et, dans un court espace de temps, elles ont été complètement abandonnées. « Leur étude, dit très bien M. Straus, n'offre plus qu'un intérêt historique. »

En voici la raison en deux mots. L'air sec à 100° tue, à la vérité, en 1 heure et 1/2, les bacilles sans spores et les microcoques [1]; mais il lui faut la température de 140 à 144° et 2 heures d'application pour tuer les spores du charbon, du bacille du foin, etc. Surtout, la chaleur sèche ne pénètre que très lentement et très incomplètement dans les objets auxquels on applique d'ordinaire la désinfection à l'étuve, paquets de vêtements, couvertures de laine, oreillers, matelas. Après 3 heures de séjour dans l'étuve à 160°, le thermomètre à maxima placé au centre d'une couverture de laine enroulée ne marquait que 70°, dans les expériences de Wolffhügel et Koch. Dans celles de Vallin [2], le thermomètre placé au centre d'un matelas exposé depuis 5 heures à la chaleur d'une étuve sèche à 118° ne marqua que 50 degrés. En revanche les couvertures étaient fortement roussies du côté de, l'arrivée du gaz brûlant, et gravement compromises, comme le seront toujours les étoffes dans les étuves à air chaud. Les microbes seuls n'en souffrent pas assez.

L'air est un mauvais agent de stérilisation, non seu-

1. Koch und Wolffhügel, *Untersuchungen über die Desinfection mit heisser Luft* (*Mittheilungen aus d. k. Gesundheitsamte*, I, p. 301, 1881).

2 *Expériences sur les étuves à désinfection des hôpitaux de Paris* (*Revue d'Hyg.*, VI, p. 25, 1884).

lement parce qu'il est mauvais conducteur du calorique (le pouvoir conducteur de la vapeur est plus faible encore), mais parce qu'il n'a qu'une faible chaleur spécifique : 0,2375, et que pour communiquer aux corps à son contact la chaleur qu'il possède, il n'a point, comme la vapeur d'eau, le *changement d'état* ; il reste gazeux et n'abandonne de la chaleur que par refroidissement. La molécule d'air refroidie ne disparaît pas du point où le phénomène s'est accompli ; au contraire, elle est devenue plus lourde et plus difficile à déplacer par celles que le courant chaud amène sur le même point. D'où l'extrême lenteur de la pénétration de la chaleur dans la profondeur des objets mis à l'étuve à air. C'est au point que, dans les étuves à vapeur, l'air de la profondeur, enchevêtré aux mailles des tissus à désinfecter, est une protection pour les microbes, si l'on n'a pas des dispositions spéciales pour l'expulser.

Air chaud et vapeur chaude. — Ce qui vient d'être dit fait comprendre sans autre effort que les étuves dans lesquelles on a associé la vapeur et l'air chaud n'aient pas eu plus de succès que les précédentes ; le second des facteurs paralysait le premier. Les expériences de Salomonsen et Levison [1], à Copenhague, sur des étuves construites d'après ce principe (système Ramsing et Leth), ont montré qu'en fait ces étuves sont entachées d'irrégularité dans la chaleur obtenue et dans sa répartition ; qu'elles opèrent lentement, et que, pour l'effet désinfectant, elles ne font pas mieux, par un mélange de vapeur à 100° et d'air entre 110 et 130°, que la vapeur seule à 100°. Max Gruber a obtenu des résultats aussi mauvais [2]. « L'air empêche la condensation de la vapeur » (Teuscher).

1. *Versuche mit verschiedenen Desinfections-Apparaten* (*Zeitschrift f. Hygiene*, IV, p. 94, 1888).
2. Voy. Straus, *loc. cit.*, p. 330.

La vapeur. — La vapeur appliquée à la désinfection est toujours chaude ; mais elle peut être à 100° ou au dessus. On obtient les températures supérieures à 100°, soit en surchauffant directement la vapeur, soit en la soumettant à des pressions plus fortes que celle de l'atmosphère. D'où trois types d'appareils ou *étuves* à vapeur : ceux qui emploient la vapeur à 100°, humide (saturée), *à l'état de courant*, c'est-à-dire à la pression ambiante ; ceux qui, à la pression ambiante encore, ont recours à la *vapeur surchauffée* ; enfin ceux qui, d'une façon ou d'une autre, soumettent la vapeur à une *pression supérieure* à celle de l'atmosphère.

a) Les appareils de Walz et Windscheid (de Dusseldorf), ceux d'O. Schimmel (de Chemnitz), emploient la vapeur à l'état de courant, mais en la surchauffant plus ou moins ;

b) Les « désinfecteurs » de Henneberg (Berlin) appliquent strictement le principe de la vapeur à l'état de courant, *fluente*, comme on dit encore, fournie par l'eau ordinaire ; par conséquent sans prétendre en élever la température au delà de 100°. Dobroslavine a cru pouvoir obtenir quelques degrés de plus, même avec la vapeur fluente, en la faisant dégager d'une solution saline (étuve *selhydrique*). Le contrôle qui en a été fait depuis a montré que c'est là une illusion, comme le faisait pressentir la théorie. H. Teuscher [1] a placé un thermomètre dans la vapeur émanée d'une solution de sel de cuisine, bouillant à 109° ; cet instrument ne marqua que 100°, la température de l'eau de condensation. Nous ne reviendrons pas sur ce système.

L'étuve construite à Gœttingen, sur les indications de Flügge, est purement, comme celle de Henneberg, à courant de vapeur. Celle de Cornet-Krohne est égament à courant ininterrompu, sans pression.

c) Un certain nombre d'appareils, plus ou moins

1. *Beiträge zur Desinfection mit Wasserdampf* (*Zeitschr. f. Hyg.*, IX, p. 492, 1890)

intentionnellement, travaillent par la vapeur fluente, mais en communiquant à celle-ci un léger excès de pression, de 1/20 à 1/10 d'atmosphère. Quand la vapeur est comprimée à plusieurs atmosphères dans la chaudière où elle se produit, il est difficile qu'elle ne conserve pas un excès de pression, une fois introduite dans la chambre à désinfection, et lors même que l'orifice d'échappement de la vapeur reste ouvert, pourvu que les dimensions de cet orifice soient restreintes et calculées pour obtenir cet effet.

Les étuves Schimmel, Budenberg, Rohrbeck, les nouvelles étuves Thursfield (Vienne), sont à courant de vapeur sous pression faible. L'appareil d'Overbeck de Meyer (Utrecht) réunit à volonté la pression au courant. Les étuves que Reck (Copenhague), Schmidt (Weimar), ont construites sous l'inspiration de V. Budde, nous semblent, de même, ajouter au courant l'influence d'un léger excès de pression.

d) Dans les machines de Washington Lyon, Geneste-Herscher, la vapeur est immobilisée, *dormante* (Richard), mais sous une pression forte, 1/2 à 3/4 d'atmosphère de surpression, ce qui lui permet d'atteindre à 110° ou même 115° sans être chauffée. Seulement, pour évacuer l'air intérieur qui, se mélangeant à la vapeur, en paralyserait l'effet, une disposition spéciale de ces étuves permet de faire, pendant leur fonctionnement, une *décompression* qu'il est utile de répéter plusieurs fois.

e) Enfin, en appliquant le principe posé par V. Budde [1], que la vapeur à la fois fluente et à haute tension est le moyen de désinfection le plus énergique, l'ingénieur O. Krell [2], de Nuremberg, en collaboration

1. *Neue Constructionen für Dampfdesinfectionsapparate nebst Versuchen über ihre Functionsfähigkeit* (*Zeitschrift für Hygiene*, VII, p. 269, 1889).

2. *Ueber einen neuen Desinfectionsapparat* (*Gesundheits-Ingenieur*, 1892, n° 16).

avec le Dr Raptschefsky, a construit pour l'armée russe une étuve qui réalise cette double condition, en même temps que quelques autres (dispositif de ventilation, accumulateurs de chaleur).

Toutes les étuves supposent, au *minimum*, un *générateur* de vapeur et une *chambre de désinfection*. Le générateur peut, souvent, être celui qui sert déjà à une machine à vapeur quelconque. V. Budde a même imaginé un couvercle avec tubulures convenables, soupape de sûreté, entonnoir de remplissage, indicateur de niveau, ajutage pour y visser un tuyau de conduite de vapeur, lequel s'adapte hermétiquement à toute lessiveuse. Dans les étuves Thursfield et Overbeek de Meyer, le générateur fait corps avec la chambre à désinfection et entoure une partie de celle-ci, de façon à la chauffer même quand on n'y projette pas la vapeur. Dans les appareils de Flügge et de Cornet-Krohne, qui appliquent rigoureusement les principes de R. Koch, la chambre de désinfection est superposée, sans discontinuité, au générateur. La plupart des autres appareils font communiquer les deux compartiments à l'aide d'un tuyau qui permet de faire entrer la vapeur par la partie supérieure de la chambre, pour des raisons que nous dirons.

Les grandes étuves ont, à la chambre de désinfection, une porte d'entrée et une de sortie distinctes, comme c'est rationnel, si l'on veut que les objets désinfectés ne soient pas exposés à revenir au contact de ceux qui ne le sont pas encore.

Beaucoup d'étuves ont une disposition spéciale permettant de chauffer l'intérieur de la chambre *avant* d'y lancer la vapeur, *pendant* qu'elle y est, et aussi après qu'on a ouvert les portes. Le chauffage des deux premiers temps a pour but d'épargner à la vapeur une condensation prématurée et trop considérable ; celui du troisième a pour but le séchage des effets, qui sont pénétrés d'eau à la fin de la désinfection. Les *accumu-*

lateurs de chaleur ont pour but d'économiser cette dernière dépense de vapeur ; dans les étuves de Reck, les accumulateurs sont des cailloux ; dans celle de Krell, des saumons de plomb.

D'ailleurs, on peut sécher les objets hors de l'étuve, si la désinfection presse. La première chambre venue, chauffée et aérée, suffit à ce séchage ; à la rigueur, l'exposition au grand air par le beau temps y parvient d'une façon tolérable. Même dans l'étuve, il peut être utile de joindre l'aération à la chaleur en vue du séchage. Krell a pratiqué à son appareil des orifices de ventilation spéciaux.

Les étuves sont *fixes* ou *transportables*. Celles d'Overbeck de Meyer et de Thursfield sont sur roues ; les appareils Geneste-Herscher et Krell sont, à volonté, fixes ou *locomobiles*. Les étuves locomobiles, au début de la pratique des désinfections générales, ont eu leur raison d'être et ont rendu d'incontestables services ; mais il faut arriver à s'en passer. Leur construction est coûteuse, tout en donnant moins d'espace que les appareils fixes ; leur déplacement entraîne des frais en pure perte. Nous partageons l'avis de Budde, que la pratique des désinfections doit se répandre partout et que les petites localités elles-mêmes doivent avoir leur appareil. Elles l'auront, si cela ne coûte pas trop cher.

Principes et appréciation des divers systèmes. — Le principe qui domine toutes les applications de la vapeur à la désinfection est celui qui régit la désinfection elle-même, à savoir que les appareils détruisent sûrement tous les microbes pathogènes et leurs spores. Cela ne revient pas exactement à exiger que la vapeur porte au moins à 100° la température sur tous les points, même les plus centraux, des vêtements, couvertures, matelas et de tous les objets mis à l'étuve. Mais il est tellement reconnu que la chaleur humide à 100° est le parasiticide général et suffisant, que l'assimilation n'est pas très illégitime et que tous les ingénieurs, en même temps que beaucoup de médecins, prennent volontiers, pour mesure de l'efficacité d'une étuve, la sûreté et la rapidité avec laquelle elle atteint cette température de 100° dans les paquets de tissus employés pour le contrôle.

Efficacité désinfectante de la vapeur surchauffée. — Nous allons d'abord nous débarrasser d'une question assez controversée pour que les appareils reposant sur l'idée qui en fait le fond aient été presque abandonnés.

Puisque c'est, en définitive, la chaleur qui tue les bactéries, on s'est dit que l'activité parasiticide de la vapeur ne pouvait qu'être renforcée si l'on élevait au-dessus de 100° la température de cette vapeur. Pour réaliser cette vue de l'esprit, il parut simple de surchauffer, à la sortie de la chaudière ou dans la chambre même de désinfection, la vapeur issue à 100° du générateur. C'est ce qui se passe dans les étuves de Walz et Windscheid[1]. Indépendamment de l'effet attendu d'une température supérieure à 100°, ces ingénieurs ont fait remarquer, ce qui est incontestable, que ce qui empêche l'action de la vapeur sur les objets à désinfecter, c'est la présence de l'air interposé, autour des objets, ou dans les mailles des tissus. Il faut se débarrasser de cet air, et il y a deux moyens d'y arriver, en utilisant le fait que sa densité est supérieure à celle de la vapeur. Ou bien l'on détermine une surpression dans la chambre de l'étuve, et l'air comprimé, devenu encore plus lourd, s'écoule par son propre poids par l'orifice qu'on lui ménage au fond de cette chambre. Ou bien l'on surchauffe la vapeur, qui devient plus légère ; la différence de la densité s'accentue comme dans le cas précédent, et le même effet est ob-

1. *Der neue Desinfections-Apparat in Düsseldorf* (*Centralblatt für allgemeine Gesundheitspflege*, V. p 426, 1886) *Zur Erklärung der Desinfectionskraft des Wasserdampfes* (*Gesundheits-Ingenieur*, 1888, nos 11-21).

tenu, avec cet avantage que l'on n'a pas besoin de construire des caisses résistant à 4 ou 5 atmosphères de pression.

Malheureusement, on fit observer que la vapeur surchauffée devient un gaz sec, soumis à la loi de Mariotte, et ne participant plus des propriétés de la vapeur chaude et humide (saturée). Gruber reconnaît que la vapeur chauffée pénètre plus rapidement dans les objets, mais ne désinfecte pas aussi énergiquement que la vapeur saturée. Esmarch[1] institue des expériences de contrôle et arrive à des résultats écrasants pour la méthode. Straus les a résumés. « Dans un courant de vapeur surchauffée à 110°, les spores de la bactéridie charbonneuse sont tuées au bout de vingt minutes ; avec de la vapeur à 120°, il faut trente minutes ; avec un courant de vapeur à 150°, dix minutes suffisent. » Quand on mouille les spores dans leur corbeille, elles sont tuées aussi rapidement que par la vapeur saturée à 100°. Si l'on place des spores de charbon au centre d'un fort paquet de couvertures, accompagnées d'un thermomètre à contact électrique, et d'autres spores également accompagnées d'un thermomètre à contact et d'un thermomètre à maxima à l'extérieur du paquet, et que le tout étant mis à l'étuve, on arrête l'arrivée de la vapeur au moment où le signal du thermomètre central annonce que la température de 100° est atteinte en ce point, il se présente ce fait curieux : que le centre du paquet est pénétré d'humidité et que les spores sont tuées, tandis que la périphérie est sèche et que la vitalité des spores y persiste, bien que les thermomètres de l'extérieur du paquet marquent des températures bien supérieures à 100°. Selon l'expérimentateur, l'explication en est que la vapeur ne s'est pas condensée à la périphérie,

1. *Die desinficirende Wirkung des strömenden überhitzten Dampfes* (*Zeitschrift für Hygiene*, IV, p. 197, 1888). — *Nachtrag zu der Abhandlung : Die Desinficirende*, etc. (*Ibid.*, p. 398.)

tandis qu'elle l'a fait dans la profondeur, où, dès lors, existe la chaleur humide de 100°.

Il y a, évidemment, un manque de logique à retarder, en chauffant la vapeur, le moment où elle atteindra le point décisif en désinfection, c'est-à-dire sa condensation. Il viendra tout de même un moment où elle se condensera, quoique surchauffée; il semblerait qu'alors elle dût abandonner, en se refroidissant, plus de calorique. Il en est ainsi, en effet; seulement, on y gagne peu; parce que la chaleur spécifique de la vapeur d'eau, sous pression constante, n'est encore que de 0,4105, à peine le double de celle de l'air.

Mais les résultats d'Esmarch n'en sont pas moins un peu surprenants. Ils ont paru tels à H. Teuscher, qui a repris les expériences de son prédécesseur et montré tout d'abord que celui-ci avait commis la faute assez grave, déjà signalée par Walz et par Gruber, de ne pas disposer son appareil d'études de façon à se débarrasser entièrement de l'air intérieur, qui entrave toujours l'action de la vapeur. En renversant le dispositif d'Esmarch, c'est-à-dire en dirigeant en bas le système des tuyaux de vapeur, de telle sorte que l'air s'écoule en vertu de sa plus grande pesanteur spécifique, l'expérimentateur a pu se convaincre que les effets désinfectants de la vapeur surchauffée sont supérieurs à ceux qui se sont révélés entre les mains d'Esmarch.

Cependant, l'usage de la vapeur surchauffée n'est pas à recommander et Teuscher lui-même la déconseille. En effet, il est remarquable que, dans ses propres recherches, la vapeur à 100°, en cinq minutes, ait régulièrement fait périr les spores du charbon, alors que la vapeur surchauffée n'y arrivait pas toujours, à 135 et même 140°. Comme, en d'autres occasions, le succès avait été obtenu à 120 et 125°, l'auteur estime que les insuccès précités sont dus à quelque hasard, difficile à expliquer. Néanmoins, ils existent et ne peuvent qu'inspirer de la défiance. Ils prouvent, tout au moins, que l'expulsion de l'air intérieur est plus rigoureusement imposée dans ce système que dans celui de la vapeur saturée. Enfin, quand on opère à 130°, la ouate des expériences sort roussie de l'étuve, et il est vraisemblable que cette température n'est pas inoffensive pour les divers tissus.

En revanche, Teuscher n'a pas d'objections à faire contre un échauffement limité, ne dépassant pas 110°. L'étuve Schimmel s'aide souvent d'un degré modéré de surchauffage. Dans tous les cas, le « *chauffage préalable* » de la chambre à désinfection est utile ; il évite la trop grande abondance de l'eau de condensation et permet à la vapeur saturée une pénétration aussi rapide dans les objets que celle de la vapeur surchauffée, laquelle, au témoignage de Gruber et de Teuscher, pénètre plus vite que la précédente.

Action de la vapeur saturée sans pression. — L'emploi de la vapeur d'eau pour la désinfection est basé sur ce fait que la chaleur latente de vaporisation de la vapeur saturée à 100° est de 537 calories (Regnault).

On sait que R. Koch, Gaffky et Löffler, dès 1881, avaient démontré que des spores de charbon, desséchées sur un fil de soie, sont tuées en 4 minutes par l'exposition au courant de vapeur à 100°, qu'ils obtenaient de leur très simple *poêle à vapeur*. E. Esmarch en 1887, vérifia de nouveau, sur le « désinfecteur de Henneberg », l'efficacité de ce procédé, en se plaçant au point de vue de la pratique. Ses conclusions sont encore en faveur de la vapeur sans tension. Les fils chargés de spores du charbon ont été stérilisés en 2 minutes ; la température atteignit 100° au centre des vêtements et paquets en un temps variable, selon le volume des paquets, la nature des objets et leur état de tassement, de 1 minute à 3/4 d'heure, et même près de 2 heures quand il s'agit de grands ballots de toile. A l'exception des cuirs et fourrures, tous les tissus, à moins d'une nuance claire et délicate, les broderies d'or et d'argent, sortent de l'étuve sans altération.

A la vérité, l'expérimentateur n'a pas réussi à tuer, par le courant de vapeur, les spores de la terre de jardin. Ce n'est pas, selon lui, une raison pour renoncer à des appareils qui anéantissent sûrement et rapidement tous les microbes pathogènes connus, à peu de frais, sans nécessiter une éducation préalable du personnel, et sans faire courir de dangers à personne. Nous partageons cet avis, qui est aussi celui d'Overbeek, de Meyer et probablement de Richard.

Nous ne sommes pas très ému des échecs du courant de vapeur vis-à-vis du *bacille rouge de la pomme de terre* et du bacille du foin. Jusqu'à nouvel ordre, la stérilisation des spores de ces microbes n'est pas une désinfection. La résistance des spores du *charbon bactérien* (Kitt) serait plus inquiétante ; mais il y a là une prophylaxie spéciale qui n'intéresse pas directement l'espèce humaine. Il arrivera, d'ailleurs, il faut l'espérer, un moment où l'on ne désinfectera pas pour le choléra comme pour la fièvre typhoïde ou la tuberculose, et la bactériologie nous dira quelque jour jusqu'où il faut aller pour celle-ci et jusqu'où pour celui-là.

La théorie de la pénétration de la chaleur dans les tissus, au moyen de la vapeur, a été donnée par Sambuc (1885). Les premières molécules de vapeur chaude qui pénètrent dans la zone superficielle d'un paquet de laine, par exemple, s'y refroidissent et s'y condensent. Le vide qui en résulte appelle de nouvelles ondées de vapeur qui pénètrent dans une deuxième zone de laine et s'y condensent à leur tour. Nouveau vide dans cette deuxième zone, nouvel appel, pénétration de la vapeur dans la troisième zone ; ainsi de suite. Les zones où la vapeur s'est condensée se sont d'ailleurs suffisamment échauffées pour que les nouvelles portions de la vapeur *incessamment fournie* servent à vaporiser par leur chaleur l'humidité condensée, de telle sorte qu'à un moment donné toute la vapeur, dans la laine et dans la chambre à désinfection, a repris l'état gazeux. « Il se passe donc une série de condensations de proche en proche, dont chacune ouvre à la vapeur l'accès d'une couche plus profonde, et cela avec la rapidité qui caractérise les vides successifs opérés conformément au principe de la paroi froide, de Watt. »

Influence de la direction du courant de vapeur. — Que la vapeur soit sans aucune tension ou à une surpression légère (1/20 à 1/10 d'atmosphère), il importe qu'elle soit introduite dans la chambre à désinfection *par en haut* et qu'elle sorte *par en bas* avec l'air expulsé. Dans les expériences de Teuscher avec la petite étuve de Schmidt, la sonnerie du thermomètre-signal annonçait la température de 100° dans le rouleau de couvertures de l'expertise au bout de 17 minutes, lorsque la vapeur était introduite par en haut, au bout de 22 minutes si on la faisait arriver par la partie inférieure de la chambre. Frosch et Clarenbach[1] montrent que le retard causé par l'introduction inférieure, par rapport à la direction de haut en bas, varie de 2 à 11 minutes 1/2. La différence est d'autant moindre que la quantité de vapeur lancée dans la chambre est plus considérable. L'observation de la règle de l'introduction par en haut est donc moins importante pour les appareils à vapeur sous pression, qui ont d'ordinaire une chaudière où la vapeur est déjà comprimée et d'où elle s'échappe plus abondante.

La température se distribue régulièrement de haut en bas dans les paquets mis à l'étuve. Si la vapeur arrive de bas en haut, la zone périphérique du paquet peut être, à un moment donné, aussi chaude en bas qu'en haut, parce que la partie inférieure est au voisinage de l'orifice d'entrée du courant. Mais, dans les

1. *Ueber das Verhalten des Wasserdampfes im Desinfectionsapparate* (*Zeitschrift für Hyg.*, IX, p. 183, 1890).

trois quarts supérieurs, la chaleur est au maximum dans la zone superficielle, moindre dans la zone au-dessous et moindre encore dans le troisième quart. Frosch et Clarenbach et Teuscher, ont trouvé le moyen de faire exprimer ces lois par la vapeur elle-même, à l'aide de bandelettes de toile ou de papier, placées dans l'étuve après avoir été trempées dans un mélange qui se colore sous l'action de la vapeur chaude (par exemple : un mélange de bleu de méthylène et de craie en poudre, gris au début et bleu intense dans la vapeur). La zone qui se colorait la dernière, était toujours au-dessous de la ligne médiane, à l'origine du quart inférieur du morceau de toile tendu verticalement dans la chambre à désinfection, et vers le milieu de la ligne limitant ce dernier quart.

C'est une raison pour que l'on place les thermomètres à *maxima* non dans le centre des paquets, mais notablement au-dessous et dans la profondeur, quand on vérifie le pouvoir d'une étuve. Mais, c'en est une aussi de diriger le jet de vapeur de haut en bas, pour ne pas contrecarrer les tendances naturelles des agents physiques. Les constructeurs qui, suivant Straus, se sont dispensés de disposer les appareils de désinfection, en sorte que la vapeur arrive de haut en bas, ces constructeurs ont donc eu généralement tort.

Forme des appareils. — On donne habituellement aux chambres à désinfection la forme cylindrique, en vue d'éviter les *angles morts*, c'est-à-dire les encoignures dans lesquelles on supposait que la vapeur se refroidissait en pure perte ou n'arrivait pas aisément avec le degré de chaleur voulue. Or, les recherches directes de Frosch et Clarenbach ont prouvé qu'il n'y a pas, dans ce sens, d'angles morts, et que quelle que soit la direction du courant, que la chambre à désinfection soit cylindrique ou rectangulaire, la température est toujours la même dans l'intérieur de ce récipient sur tous les points d'un même plan horizontal.

D'ailleurs, quand elle atteint de 95 à 100 degrés sur le fond de la chambre, elle est au même degré dans toute la capacité.

C'est la même chose avec la vapeur sous pression.

Les dimensions des étuves, c'est-à-dire des chambres à désinfection, varient de 0 ^{m3} 2 ou 0 ^{m3} 5, dans l'étuve Cornet-Krohne, à 5 mètres cubes dans le grand modèle des appareils Schimmel. Comme intermédiaires, le désinfecteur Henneberg cube 1 ^{m3}, l'étuve locomobile de Geneste-Herscher 1 ^{m3} 80, les appareils d'Overbeck de Meyer de 1 ^{m3} 40 à 4 ^{m3} ; l'étuve de Budenberg 2 ^{m3} 3, etc.

Il ressort du travail de Frosch et Clarenbach, que le temps nécessaire à la pénétration complète de la vapeur dans les objets est plus long avec les chambres plus grandes ; mais le retard porte essentiellement sur la *durée du remplissage* du récipient lui-même par la vapeur. Il y a donc avantage, toutes choses égales d'ailleurs, à faire entrer le plus possible d'objets dans la chambre à désinfection.

Les dimensions de la chambre règlent de même la *quantité* de vapeur nécessaire en un temps donné. Cette quantité n'influence que la durée du remplissage de l'espace par la vapeur. Une fois cet espace rempli, la quantité de vapeur peut être diminuée, pourvu qu'il en soit fourni assez pour remplacer celle qui disparaît par condensation. On restreint, du reste, ce besoin, en modérant la condensation comme il a été dit, par le chauffage des parois.

Influence de la vitesse du courant. — La loi établie que la vapeur ne peut agir que par une succession de condensations, fait suffisamment comprendre que cette vapeur pénètre dans les objets *par appel* et non par propulsion. Une fois l'espace vide rempli et l'air expulsé, la vitesse du courant n'influence donc guère la durée de la pénétration de la vapeur dans les objets à désinfecter (Frosch et Clarenbach). Cette durée est toujours notable. Il ne faut pas confondre le temps nécessaire à la destruction des germes, qui est toujours très court dès que la température mortelle est atteinte, avec le temps qu'il faut pour porter cette température sur tous les points des objets à désinfecter. Le premier n'est pas abrégé par une température plus élevée, une pression plus forte ; le second est modifiable par des conditions multiples. Avec tous les appareils, mais surtout avec les étuves à simple courant de vapeur, qui n'atteignent pas très vite à la température de 100° sur tous les points, la durée d'application de la vapeur aux objets doit être longue (Teuscher) pour assurer une désinfection complète.

Les étuves à courant de vapeur sont très répandues en Allemagne, en raison, naturellement, du patronage des savants de l'Office sanitaire. Il ne semble pas qu'elles aient causé des déceptions. Elles ont l'avantage de ne pas coûter très cher : quelques centaines de francs, et de ne pas présenter de danger d'explosion. Leur côté faible est de rendre un peu longue la séance de désinfection ; laquelle ne peut durer moins d'une heure. Mais, en bien des localités rurales qui ne disposent pas aisément d'un millier de francs, le temps n'est pas si rigoureusement de l'argent qu'en Amérique.

Par compensation, il parait que les étuves à courant de vapeur dépensent plus de combustible que les appareils fonctionnant en pression.

Martin Kirchner[1] a fait construire par Schulze, à Hanovre, un appareil à désinfecter les crachoirs de phtisiques dans un courant de vapeur, qui applique les mêmes principes que les étuves dont il vient d'être parlé.

Influence d'un courant de vapeur humide sous pression.

1. *Ueber die Nothwendigkeit und die beste Art der Sputumdesinfection bei Lungentuberculose* (*Zeitschrift f. Hygiene*, XII, p. 24 7, 1892).

— L'association de la pression et du courant de vapeur détermine une pénétration plus rapide et une élévation de la température. Si l'excès de pression est limité à 1/10 d'atmosphère, la construction de l'étuve n'en est pas notablement compliquée et son fonctionnement est plus rapide. On s'accorde à peu près à reconnaître que les appareils construits sur ce principe sont les meilleurs de tous.

On doit à Budde d'avoir, le premier, donné une preuve saisissante de l'efficacité du courant de vapeur sous pression, lorsqu'ayant supprimé, dans l'étuve Geneste-Herscher, le jeu de la décompression intermittente, pour le remplacer par un courant continu de vapeur sous la même pression que la vapeur stagnante habituellemement employée, il obtint de l'appareil une pénétration plus rapide de la chaleur et une durée de désinfection plus courte.

En expérimentant l'étuve de Budenberg, Pfuhl constate, de même, qu'avec une surpression de 0,2 d'atmosphère sur le courant de vapeur, le thermomètre à contact fait toujours entendre la sonnerie quelques minutes plus tôt que dans la vapeur stagnante à la même pression. Teuscher fait remarquer que c'est, néanmoins, dans ces étuves comme dans les autres, l'expulsion de l'air d'une part, l'élévation de la température d'autre part, qui déterminent la pénétration de la chaleur dans les objets.

Les recherches de Frosch et Clarenbach ont fourni, sur les effets de la vapeur sous pression, quelques données intéressantes et utilisables. Le tableau cidessous reproduit les résultats obtenus par un courant de vapeur dont l'orifice de sortie pouvait être rétréci à volonté ; il en résultait un pression indiquée par un manomètre à eau, dans les limites ci-après.

QUANTITÉ DE VAPEUR		DURÉE DE PÉNÉTRATION (EN MINUTES) AVEC UNE SURPRESSION DE LA VAPEUR ÉGALE A :				
		0	250	500	1000	2000m/m d'eau
10 kilog.	Durée de pénétration totale[1]	37 1/2	33	31 1/2	27	25
	Délai d'équilibre[2]	37 1/2	37	37 1/2	37	38
22 kilog.	Durée de pénétration totale	31	26	23 1/2	20	18 3/4
	Délai d'équilibre	31	30 1/2	31	31	31
27 kilog.	Durée de pénétration totale	29 1/2	»	23 1/2	23	20 1/4
	Délai d'équilibre	29 1/2	»	30	31	31
60 kilog.	Durée de pénétration totale	29	»	25 1/2	21	19
	Délai d'équilibre	29	»	29 1/2	30 1/2	30

Les pressions notées au tableau correspondent à 1/40, 1/20, 1/10 et 1/5 d'atmosphère. On voit très nettement par ces chiffres que la température « de désinfection » est atteinte, dans l'intérieur des objets d'épreuve, d'autant plus vite que la pression est plus forte. On remarquera, toutefois, que le « délai d'équilibre », pour un même poids de vapeur employée, reste invariable, quelle que soit la pression. En d'autres termes, le temps nécessaire pour que la vapeur reprenne, dans l'intérieur des objets, sa température propre, est toujours la même, avec ou sans surpression et avec n'importe quelle pression.

Il ressort aussi du tableau ci-dessus qu'il suffit d'un

1. La « durée de pénétration totale » est le temps écoulé du commencement de l'expérience jusqu'au moment où la température 100° est atteinte dans l'objet.

2. Le « délai d'équilibre » est le temps qui sépare le début de l'expérience du moment où la température correspondant à la pression est atteinte dans l'objet à désinfecter.

léger excès de pression pour abréger sensiblement le délai de pénétration. Si l'on pousse la pression beaucoup plus haut, le gain de temps n'est plus proportionné à la surpression ni aux frais de construction de l'appareil qu'il a fallu faire pour l'obtenir. Il faut se servir des appareils à vapeur sous pression, quand on veut que la température de 100° (température de désinfection) se réalise vite dans les objets traités. Si l'on tient à ce que des températures plus élevées y soient atteintes, il n'y a plus d'économie de temps.

Néanmoins, les appareils à courant de vapeur sous une pression légère, 1/10 d'atmosphère environ, sont précieux pour la rapidité de désinfection qu'ils permettent et pour cette possibilité d'atteindre à des températures supérieures à 100°, s'il en est besoin et qu'on veuille y mettre le temps. Ces appareils sont déjà nombreux et je serais disposé à croire que diverses étuves, soi-disant à courant de vapeur simple, qui donnent des températures de 102°, 103° ou davantage, sont en réalité des étuves à vapeur sous une légère pression. Il y a déjà longtemps que Wolffhügel[1] a noté que l'étuve Schimmel, réglée, par une soupape de sûreté à l'orifice d'échappement, pour une pression d'un dixième d'atmosphère, correspondant à la température de 102°7, fournissait en réalité, à l'observation de Guttmann et Merke, la température de 118°, correspondant à 8/10 d'atmosphère. Wolffhügel ne trouve pas d'explication à ce fait bizarre, à moins que le chauffage préalable à l'aide de tuyaux à ailettes n'ait contribué à maintenir à 118° la vapeur qui, dans le cas particulier, se forme à 140°. N'y aurait-il pas une raison plus simple à chercher, dans un défaut du manomètre ou dans un mauvais choix de son emplacement?

V. Budde, qui a aussi remarqué qu'avec le courant

1. *Uber Desinfektion mittels Hitze* (*Gesundheits-Ingenieur*, 1887, n° 1).

de vapeur à 0^{m} 760 de pression, la température dans l'intérieur des objets exposés à ce courant monte souvent jusqu'à 104 ou 105°, en présente une explication que Richard déclare admissible. Cet excès de température serait dû à la condensation d'une certaine quantité de vapeur d'eau au sein des objets; l'eau ayant absorbé 537 calories pour passer à l'état de vapeur, la vapeur les rend pour redevenir eau; il peut y en avoir un excès et, par suite, une augmentation de chaleur. C'est un peu aventuré. Teuscher, ayant observé que, dans les étuves « selhydriques », la température est réellement quelquefois au-dessus de 100°, suppose qu'une part de la solution saline en ébullition à 109°, a éclaboussé les thermomètres, lesquels indiquent alors la température, non de la vapeur, mais de la solution saline. Peut-être que, dans les observations de Budde, il s'agissait d'objets pénétrés par hasard d'un sel quelconque, qui, avec la vapeur humide du courant, constituaient un corps capable d'un échauffement plus considérable que la vapeur d'eau à la pression ordinaire.

Pour nous, nous revenons involontairement à notre idée que la vapeur se comprime légèrement dans les récipients, par le fait de l'étroitesse de l'orifice de sortie et lorsque le générateur lui-même lui a donné une certaine pression initiale. Il n'est pas exact de dire que la vapeur perd toute tension, dès qu'elle a une issue au dehors, si rétrécie qu'elle soit.

Consignons, en passant, cette remarque de Teuscher que l'enduit ou l'imprégnation par un corps gras entrave sérieusement la désinfection des objets qui en sont affectés. On comprend qu'il en soit ainsi, par ce fait que la graisse empêche le contact immédiat de l'eau de condensation avec les microbes, par suite retarde le ramollissement de la paroi cellulaire bactérienne et la communication du degré de chaleur mortelle. Il est donc nécessaire, et des expériences spéciales l'ont prouvé, de prolonger l'action de la vapeur, quand on a affaire à des couvertures tachées de graisse ou d'huile ou à des objets analogues.

Appareils à décompression intermittente. — Ces étuves travaillent, naturellement, en pression; elles sont, en outre, à haute pression et, en principe, à vapeur *dormante.* Les modèles réalisés jusqu'aujourd'hui sur ce type sont ceux de Washington-Lyon, de Benham and Sons, de Geneste-Herscher.

L'étuve Geneste-Herscher est trop connue en France pour qu'il soit utile d'en refaire la description. Rappelons-en seulement le fonctionnement.

On commence par lancer la vapeur du générateur dans les « batteries de chauffe » ménagées, l'une à la partie supérieure, l'autre au-dessous du chariot, dans la chambre de désinfection. La température doit s'y élever à 133°, sous une pression de 2 kil. et demi. Une fois l'intérieur chauffé, on introduit le chariot chargé et l'on ferme. On dégage alors de la vapeur dans l'intérieur de la chambre elle-même, par le robinet disposé à cet effet; puis, l'on ouvre le robinet du tuyau de dégagement inférieur, c'est-à-dire d'évacuation de l'air et de la vapeur. L'air s'échappe d'abord à l'état de jet vigoureux et incolore; la vapeur suit, sous forme de brouillard. « On referme le robinet, et l'admission de la vapeur continue jusqu'à une pression correspondant à 106 ou 108°. A ce moment, on rouvre tout d'un coup le tuyau de dégagement (inférieur) pour opérer une décompression brusque, destinée à faire éclater les vésicules d'air qui sont restées emprisonnées dans les mailles des tissus; la vapeur prend leur place et est dès lors en contact intime avec les moindres filaments. Cela fait, on ramène la pression à une hauteur équivalente à 115° et on la maintient à ce niveau durant dix minutes. Puis, on laisse échapper la vapeur et l'on entre-bâille les portes de sortie pour laisser pénétrer l'air extérieur qui sèche les objets...

Il faut avoir soin de faire au moins une décompression, et il vaut mieux, pour plus de sécurité, en faire deux et même trois... »

Le professeur Richard, à qui nous empruntons l'exposé qui précède, tient compte des observations de Budde sur la rapidité d'action de la vapeur *circulante*, sous la même pression que la vapeur *dormante* de l'étuve Geneste-Herscher et déclare qu'il est « indiqué de faire les décompressions aussitôt que possible et de les multiplier ; il en résulte une perte de vapeur, mais cette perte est largement compensée par la rapidité et la sécurité de l'opération ». C'est exactement notre avis.

Mais ne semble-t-il pas que ces décompressions multiples, dont les dernières au moins ne sauraient plus avoir pour but l'extraction de l'air, se rapprochent infiniment du *courant de vapeur sous pression faible* des appareils étrangers dont il a été question plus haut ? S'il en est ainsi, pourquoi dédaigner ces appareils et à quoi bon prendre un détour compliqué et coûteux pour arriver au même but ? Nous avons emprunté à l'étranger beaucoup de choses moins bonnes que les étuves à courant de vapeur.

Ceci n'ôte rien à la valeur, comme instrument de désinfection, de l'étuve Geneste-Herscher, qui a été éprouvée, en France, par Grancher, Vinay, Nocard, A. J. Martin[1], et reconnue comme offrant, et même au delà, toutes les garanties désirables. Les étrangers, y compris ceux qui la critiquent à de certains égards, Salomonsen et Levison, Budde, Krell, etc., lui rendent le même témoignage. Nous avons, nous-même, eu lieu de nous louer absolument de son usage, à l'occasion de désinfections pratiquées en diverses garnisons du Nord, Lille, Dunkerque, Avesnes, Landrecies, Maubeuge. C'est « l'instrument de désinfection le plus

1. Voy. STRAUS, *loc. cit.*, page 327.

parfait qui existe actuellement », dit Richard. Si nous lui reprochions quelque chose, ce serait même d'être trop parfait et de dépasser le but, au prix d'une construction très belle et très sûre, mais qui coûte un peu cher.

Nous poursuivons la vulgarisation de la désinfection. Il ne semble pas que des appareils revenant à 6.000 ou 7.000 francs puissent se généraliser jamais. Les grandes administrations, les hôpitaux considérables, les stations de désinfection des villes populeuses, où la désinfection ne chôme jamais et où, parfois, ses ressources ont besoin de se multiplier par la rapidité des opérations, n'ont rien de mieux à faire que d'acquérir ces étuves dont le fonctionnement est sans arrière-pensée. Là, il arrive que l'on rentre aisément dans ses débourses par des économies de temps. Pour les communes rurales, où les grands besoins sont accidentels et où, cependant, il est nécessaire aussi d'être toujours en mesure de se défendre, il faut autre chose : un appareil qui assure absolument l'indispensable, sans être capable du superflu, qui soit facile à manier par tout le monde et ne représente pas un capital immobilisé. Nous le disons avec d'autant moins d'embarras que les constructeurs eux-mêmes de l'étuve en question reconnaissent ces exigences et ont déjà tenté d'y satisfaire par leurs « cuves à désinfection par trempage ».

L'étuve à vapeur sous pression forte ne compromet pas sérieusement, à 115°, les tissus ordinaires, ni les couleurs. Cependant, plusieurs désinfections successives fatiguent, au moins, les couvertures et en abrègent la durée. Nous donnons plus loin quelques indications précises à ce sujet. Le drap rouge des bandes de pantalon de l'artillerie et du collet des dolmans de cette arme a paru ne pas bien supporter (à Dunkerque) le passage à l'étuve dans ces conditions. Peut-être le voisinage du drap bleu a-t-il aidé à l'altération de la couleur rouge. Vinay a constaté que les taches de sang, de pus, de matières fécales, sur les linges mis à l'étuve avec ces souillures, y deviennent indélébiles ; mais que l'on prévient cet inconvénient en faisant tremper au préalable les tissus affectés de pareilles taches dans une solution de permanganate de potasse.

Les peaux, les fourrures, le bois, ne supportent pas, cela va sans dire, les étuves à vapeur sous pression.

Séchage des objets. — Les étuves organisées pour chauffer la chambre à désinfection avant d'y introduire les objets et pendant qu'ils sont soumis à l'action de la vapeur, opèrent d'ordinaire le séchage en continuant ce même chauffage après l'arrêt du courant de vapeur et les portes du récipient étant ouvertes. Si ce dispositif n'existe pas, il faut sécher les objets au grand air ou dans un local chauffé.

Nous avons vu que l'on peut s'économiser le chauffage de ce dernier temps des opérations au moyen des accumulateurs. On pense y aider également au moyen de la *ventilation* de la chambre à désinfection. Cette ventilation se fait, dans les étuves Schimmel, Reck, Krell, par deux orifices percés sur deux parois opposées du récipient, l'un à la partie inférieure pour l'entrée de l'air, l'autre au sommet de la paroi pour la sortie. Le courant d'air s'échauffe dans le trajet sur les tuyaux de chaleur à ailettes (Schimmel) ou sur les accumulateurs. Avec l'étuve Geneste-Herscher, on se borne à entr'ouvrir les portes.

Contrôle des étuves. — Richard recommande, avec raison, de n'accepter aucune étuve, quel qu'en soit le système, sans en avoir contrôlé la puissance.

Ce contrôle porte sur la pénétration de la chaleur jusque dans la profondeur d'effets, de matelas, de couvertures roulées, au degré voulu pour la réussite de la désinfection, — ou bien sur la perte de la vitalité de microbes, qui sont ordinairement des spores de charbon.

Pour le premier mode, on se sert de thermomètres à *maxima* et de thermomètres à contact, ou pyromètres, dans la construction desquels entre un alliage fusible à un degré déterminé. Quand ce degré est atteint, le contact qui s'établit met en mouvement une sonnerie électrique.

Pour vérifier la puissance d'une étuve sur la vitalité des spores de charbon, il est bon de se rappeler que toutes les générations de ces spores n'ont pas la même résistance et de s'assurer d'abord, au moyen de solutions désinfectantes, du degré de vitalité de celles dont on dispose.

D'ailleurs, nous renvoyons à l'excellent *Précis d'hygiène appliquée* de Richard pour la description des modèles les plus importants des étuves aujourd'hui en usage.

Altérations des tissus par les étuves. — Il ne s'agit plus que des étuves à vapeur à courant ou sous pression, puisqu'il est entendu que les étuves à air chaud roussissent les étoffes.

La question de l'altération des tissus par les étuves à vapeur a été spécialement étudiée par F. Levison [1], de Copenhague, qui s'est attaché à faire ressortir les modifications de la *résistance* des divers tissus par le passage à l'étuve. L'instrument construit à cet effet était une balance-bascule décimale; à l'extrémité du petit bras, était fixée une bande double de l'étoffe à essayer; à l'extrémité de l'autre, était suspendu un petit seau dans lequel se déversait un récipient plus élevé, rempli de plomb de chasse. Quand le poids était devenu suffisant à l'extrémité du long bras, la bande d'étoffe se rompait, un mécanisme automatique arrêtait le déversement du plomb, et il était facile, en

1. *Der Einfluss der Desinfection mit strömendem und gespanntem Wasserdampf auf verschiedene Kleiderstoffe* (*Zeitschrift für Hygiene*, VI, p. 225, 1889).

pesant le plomb passé dans le seau et multipliant par 10, de déterminer le poids sous lequel la bande se rompait.

Le tableau ci-dessous résume les résultats obtenus :

TISSUS (BANDES DE 25 MILLIM. DE LARGE)	NON DÉSINFECTÉS	DÉSINFECTÉS DIX FOIS A L'ÉTUVE GENESTE-HERSCHER	DÉSINFECTÉS DIX FOIS A L'ÉTUVE DE BECK
Toile de lin..............	40,8 [1]	34,3	38,4
Coutil (de lin)............	28,5	24,6	22,4
Cuir-laine................	26,8	24,5	24,1
Ceriset (Kirsey)..........	13,6	11,8	11,1
Flanelle moitié laine......	13,1	12,2	10,2
Molleton moitié laine.....	19,9	21,0	21,2
Molleton, tout laine.......	9,6	7,3	7,6
Futaine serrée...........	20,4	25,3	26,1
Doulebsais (*Dowlas*).......	18,1	19,1	15,8
Calicot à ramages.........	13,6	14,3	14,7
Toile à tabliers, rayée....	16,6	18,9	18,1
Toile à matelas...........	32,5	33,9	34,0

Ainsi, les tissus de lin ont perdu assez positivement de leur résistance ; ceux de laine, moins ; quant aux étoffes de coton, il se passe ce fait extraordinaire qu'elles ont gagné en solidité. Il faut dire que tous ces tissus sont tels qu'avant toute désinfection il y a des différences très notables dans la résistance de bandes de mêmes dimensions, taillées dans le même morceau.

D'ailleurs, les étoffes *bon teint* ne changent pas de couleur. Les autres pâlissent plus ou moins ; le blanc devient jaunâtre. Les taches de pus, de sang, de matières fécales se fixent et ne peuvent être enlevées que par le chlore ou les hypochlorites.

1. Les chiffres représentent des *livres* de 500 grammes.

CHAPITRE III

PRATIQUE DE LA DÉSINFECTION PUBLIQUE

Nous nous proposons d'examiner dans ce chapitre, d'une part les conditions matérielles à réaliser, dans l'exécution d'une désinfection considérée au point de vue le plus général ; d'autre part, l'organisation administrative actuelle de la désinfection publique.

A. Exécution d'une désinfection. — La désinfection doit porter sur toutes les surfaces, tous les récipients, toutes les pièces de vêtement et de couchage, tous les objets qui ont pu être exposés à recevoir ou à toucher des matières infectieuses. En dehors des désinfectants dont il a été parlé, elle se fait avec un certain *outillage* et à l'aide d'un *personnel* particulier.

1° Objets à désinfecter. — *Les locaux.* — C'est essentiellement la chambre du malade qui doit être désinfectée, avec tout ce qu'elle contient. Cependant, nos habitudes sont telles que, dans une famille qui a un malade, celui-ci a souvent passé d'une chambre à l'autre pendant la période contagieuse et, surtout, que les personnes qui l'ont soigné ont passé de sa chambre dans la leur, à la salle à manger, au salon commun, sans avoir pris la moindre précaution désinfectante à l'égard de leurs mains, de leur visage, des vêtements avec lesquels ils ont séjourné dans l'atmosphère infectieuse. Divers ustensiles, des instruments de nettoyage, qui ont fonctionné dans la chambre du patient, sont rapportés en un autre point de l'appartement, sans être l'objet d'aucun soin particulier. De telle sorte que la prudence veut que l'appartemen tout entier soit soumis à la désinfection.

Cela n'entraîne pas une gêne sérieuse dans les logements pauvres, sauf la nécessité de donner aux habitants un abri provisoire et de terminer rapidement la désinfection. D'ailleurs, ces logements sont de dimensions restreintes.

La situation est très différente quand il s'agit de logements luxueux ou même simplement confortables. Ceux-ci sont de quelque ampleur et renferment des meubles, des tentures de prix, pour la conservation desquels le propriétaire a souvent plus de souci que de sa propre santé. Ses objections et les risques réels que courent les étoffes délicates de la part de la majorité des désinfectants sont une sérieuse difficulté. On est souvent entraîné à des compromis et à des moyens termes regrettables. On arrivera peut-être, avec l'éducation hygiénique contemporaine, à avoir, dans les maisons riches, une *chambre de malade* à parois peintes à l'huile, ou recouvertes de tentures de cuir, voire de papier vernissé, qui ne craignent pas les lavages antiseptiques, avec un parquet sans tapis, des meubles non rembourrés, un lit sans rideaux, des fenêtres n'en ayant que de ceux qui se lavent, comme le conseille le Dr M. Mendelsohn[1]. Cela sera une grande simplification, pour peu qu'il n'entre dans la chambre du contagieux que les personnes qui y sont utiles, et que ces personnes prennent, en sortant, les précautions rationnelles. La désinfec-

1. *Der Comfort des Kranken.* Berlin, 1892.

tion des locaux pourra, alors, se borner à cette seule chambre. En raison du mode de construction de nos casernes et des communications multiples et incessantes que les chambres ont entre elles, il faut souvent désinfecter tout un étage ou tout un pavillon, à l'occasion d'un seul cas de maladie contagieuse.

Dans les conditions actuelles, on désinfecte les parois verticales et le sol de la pièce. En Allemagne, le plafond n'est soumis à aucune opération ; l'on suppose que les microbes n'y adhèrent pas. C'est peut-être beaucoup de confiance.

A Berlin, les *parois verticales* sont frottées très exactement à la mie de pain, puis aspergées au pinceau de solution phéniquée à 2 0/0, pour enlever ce que cette friction y a laissé. En France, elles sont lavées avec la solution de sublimé au 1000e, quand leur revêtement est de peinture à l'huile, de carreau émaillé ou de papier peint vernissé. Dans les autres cas, et même aussi parfois dans le précédent, elles sont attaquées par la pulvérisation de la même solution jusqu'à ruissellement ; — ou bien, si le revêtement des murs n'est que de badigeon à la chaux, ou de la peinture à la détrempe, ils reçoivent, après ou sans grattage, une ou plusieurs couches (plusieurs valent mieux) de lait de chaux préparé comme il a été dit. C'est encore le lait de chaux qu'on emploie à Berlin dans la même circonstance.

En général, nous préférons les pulvérisations aux lavages. Par les premières, la liqueur parasiticide pénètre plus exactement, sans en dépenser autant que par l'autre mode, dans tous les creux ou fissures des parois. Nous n'avons jamais entendu accuser la fatigue excessive que le maniement du pulvérisateur aurait, selon Gibert, causée aux ouvriers du Havre.

Les *planchers* doivent être humectés de solution désinfectante dès le début des opérations, qu'il est rationnel de terminer par eux. Ils ont souvent besoin d'un fort nettoyage avant toute désinfection. Ce nettoyage se pratique avec la solution savonneuse chaude. On peut le faire suivre de la désinfection proprement dite, à la solution de sublimé au 1000ᵉ, d'acide phénique à 5 0/0 ; mais peut-être que la première opération suffirait. On se borne à la seconde vis-à-vis des planchers propres.

Les parquets riches peuvent n'être que frottés au chiffon doux, imbibé de la solution phénique à 2 0/0 ou d'une équivalente, puis séchés rapidement. Nous n'avons qu'une confiance modérée dans la sciure de bois humectée de la solution de sublimé à 1 : 1.000, répandue sur les planchers ou carrelages. Ce sont là des surfaces très menacées par les souillures et contre lesquelles il faut prendre des précautions sérieuses.

Les revêtements en ciment, en carreau, se prêtent bien à l'action de la créoline et du lysol (2 à 2 et 1/2 0/0).

Il convient d'agir à l'égard des portes et des *boiseries* de luxe d'une façon analogue à celle dont sont traités les parquets riches.

Les *annexes du logement*, vestibules, corridors, escaliers, cabinets d'aisance, sont traités comme les pièces habitées. En général, il n'y a pas lieu d'être aussi discret dans l'usage des désinfectants vis-à-vis de ces dépendances, qui, pour être parfois luxueuses, sont moins délicatement constituées que les pièces mêmes et plus compromises par les souillures.

Les meubles. — Il est de règle que les meubles et ustensiles qui se trouvent dans la chambre d'un contagieux au moment de son décès n'en sortent pas avant l'arrivée des désinfecteurs. S'il fallait qu'il en fût autrement pour quelques-uns d'entre eux, aucun de ces objets ne devrait être remis en service avant d'avoir été désinfecté régulièrement.

Beaucoup d'ustensiles en verre, en porcelaine, etc., sont absolument susceptibles de la désinfection à l'eau bouillante, additionnée de carbonate de soude, s'il y a lieu.

Les tapis, tentures en étoffes, rideaux de lit ou de fenêtre, sont enlevés, empaquetés de la même manière que la literie, et portés à l'étuve. Les fourrures, les objets en cuir ou en caoutchouc qui ne supportent pas l'étuve, sont lavés à la solution phénique faible, à la solution de sublimé ou même simplement exposés à l'action du pulvérisateur chargé de cette solution.

La désinfection des meubles élégants et de valeur n'est pas sans quelque difficulté. En général, il faut chercher à abréger la durée de l'action des désinfectants à leur surface, en la remplaçant par une certaine énergie mécanique. Ainsi, l'on frictionne les meubles polis ou sculptés avec le chiffon mou trempé dans la solution désinfectante, mais dont on a exprimé par pression entre les mains l'excès de liquide ; ou bien, pour pénétrer dans les creux, avec un pinceau armé d'une façon analogue. On essuie sans retard avec un chiffon sec. Les tableaux qui consistent en peinture à l'huile supportent la solution phénique à 2 0/0, employée comme il vient d'être dit. Pour d'autres, il faut se contenter d'un essuyage à sec, aussi exact que possible. Il en est de même des livres et de beaucoup d'objets d'art. Nous croyons, toutefois, qu'il est assez rare qu'on ne puisse recourir à l'égard de ces derniers aux solutions savonneuses chaudes, qui sont essentiellement inoffensives. Il serait bon, la plupart du temps, de préparer par un lavage de ce genre les objets à l'action de la solution désinfectante, qui, étant plus immédiate, pourrait être plus courte.

Les bronzes, cuivres, aciers, les glaces et même les dorures, admettent la friction avec le chiffon humecté d'acide phénique à 2 0/0, ou de sublimé à 1 p. 1.000, à la condition d'être ensuite rapidement essuyés à sec.

Il peut se trouver, dans les locaux à désinfecter, des objets de peu de valeur et néanmoins très suspects. Tels sont les jouets d'enfants ayant appartenu à un petit malade contagieux et que l'on a, souvent, gardés dans sa chambre, si même on ne les lui a donnés dans son lit. Mieux vaut incinérer simplement ces jouets, que de tenter une désinfection difficile et aléatoire. Les jouets de quelque prix seront traités comme les objets d'art, et aussi toutes ces pièces, dites « bibelots », dont on encombre aujourd'hui les appartements et auxquelles leur propriétaire, à tort ou à raison, est profondément attaché.

On met également au feu les chiffons qui ont servi à la désinfection, les poussières recueillies des parois ou du plancher, et certains linges ou vêtements tout à fait hors de service, qui ne valent pas le travail nécessaire pour les purifier. L'incinération peut se faire dans un poêle ordinaire ou dans un fourneau de cuisine, où l'on aura soin de ne pas préparer en même temps des aliments. La paille de couchage semble ne pouvoir être incinérée qu'au dehors.

Linge, vêtements, literie. — Tout le linge qui a séjourné dans la chambre du malade, propre ou non, doit être désinfecté. Le linge propre peut passer par l'étuve ; le linge sale peut être traité par une solution désinfectante, à chaud. Comme il n'y a rien de mieux, à cet égard, qu'une bonne lessive bouillante, à la potasse, à la soude, ou au carbonate de l'une ou de l'autre, d'une action un peu prolongée, il est clair que l'étuve n'est pas nécessaire ici et que la plupart des ménages pourraient se charger de désinfecter eux-mêmes tout leur linge ; celui qui est propre serait seulement lavé à part, dans une lessive moins énergique. Mais il est assez rare que l'on puisse compter entièrement sur les particuliers. Notre avis est que le linge doit entrer aussi dans la désinfection publique, soit que les désinfecteurs municipaux le traitent sur place dans un « trempeur » du genre de celui qui a été décrit (page 148), soit qu'ils le transportent à l'établissement central pour le faire participer à un lessivage en grand ou le mettre à l'étuve.

Tous ceux des vêtements qui ne se prêtent pas bien au lavage désinfectant, les matelas, couvertures, lits de plume, oreillers, édredons, la partie rembourrée de certains meubles, sortie de son cadre en bois, les tapis, les tentures de laine ou de soie, les étoffes diverses, sont enlevés avec la précaution de ne pas les secouer, enveloppés dans des toiles humectées de solution phéniquée et portés à l'étuve locomobile ou chargés sur les voitures spéciales qui les transporteront à la station de désinfection. Tous ces effets sont justiciables de la vapeur saturée.

Produits pathologiques. — Les selles, la matière des vomissements, les crachats, l'urine des contagieux, ont dû être l'objet, pendant tout le temps de la maladie, de desinfections successives et immédiates (solutions phéniquées, lysol, passage des crachoirs et autres récipients par l'eau alcaline bouillante), et n'arriver dans les fosses d'aisance ou à l'égout que dans un état inoffensif. Il est, néanmoins, nécessaire, au moment de la séance de désinfection générale, de revoir tous les récipients qui ont pu contenir des excrétions et de les traiter en conséquence de ce qui s'y trouve. Il est indispensable de brasser, avec les déjections ou excrétions, le désinfectant employé.

Fosses d'aisance. Egouts de maison. Vidoirs. — C'est dire qu'il faut désinfecter les vidoirs, plombs, tuyaux de chute, fosses d'aisance, encore que, théoriquement, il n'ait pas dû y passer ou y arriver de matières non désinfectées. Les solutions d'acide phénique, la créoline, trouvent leur application à l'égard des cuvettes, des vidoirs, et de toute la petite canalisation de la maison. Le lait de chaux, très sûr et peu coûteux, est tout indiqué pour les matières des fosses.

Au Havre, pendant l'épidémie de choléra de 1892, on a désinfecté les *plombs*, existant la plupart du temps à chaque étage, les *ruisseaux* de rue au devant de chaque propriété, et lavé à la lance, de concert avec le service des pompiers, les tuyaux de descente, toitures, gouttières des cours, ainsi que du sol. Nous sommes loin de trouver que ce soit du luxe.

Cadavres. — Les cadavres ne font pas partie des choses dont se préoccupe le service de la désinfection publique. Cependant, il est rationnel de rappeler ici que, par décision administrative, les morts sont, à Berlin, enveloppés d'un suaire trempé dans la solution phéniquée à 5 0/0 ; à Paris, entourés dans leur cercueil, de sciure de bois imbibée de la même solution, avant d'être transportés au dépôt mortuaire ou au cimetière.

2° **Outillage spécial.** — Une première catégorie d'ustensiles et d'instruments ou appareils, comprend ceux qui sont nécessaires aux ouvriers de la désinfection pour accomplir leur œuvre et se protéger eux-mêmes. Merke [1] en a établi une longue nomenclature que nous pensons pouvoir reproduire, au moins à titre de renseignement.

Appareils et objets nécessaires à la désinfection (Merke, Berlin).

1. Un coffre en tôle émaillée, à parois de 1mm 1/2 d'épaisseur, pour le transport des objets compris sous les nos 1 à 19 et 21, 22, 23, 34 ;
2. Un balai de crin, pour nettoyer le plafond et le plancher ;
3. Un petit balai à main pour enlever la poussière sous les meubles, etc. ;
4. Une ratissoire pour les planchers ;
5. Une brosse à main pour les parties non polies des meubles ;
6. Une brosse pour les fenêtres, pouvant atteindre dans les angles ;

1. *Die Wohnungsdesinfection der Stadt Berlin* (*D. Vierteljahrsschrift f. öffentliche Gesundheitspflege*, XXIII, p. 258, 1891).

7. Une brosse à meubles terminée en pointe, pour les meubles rembourrés ;

8. Une brosse ronde, pour le même usage;

9. Deux pinceaux à asperger, pour débarrasser les murs, au moyen de la solution phéniquée à 5 0/0, de la poussière qui peut s'y être abattue après la friction au pain ;

10. Un petit pinceau pour les bronzes, les cadres, etc. ;

11. Un peigne à nettoyer les brosses et balais;

12. Un couteau à pain, à longue lame et forte poignée ;

13. Une planchette de bois, sur laquelle se découpe le pain;

14. Une tablette de tôle émaillée, pour y poser les flacons renfermant les solutions phéniquées acides;

15. Deux flacons en tôle émaillée, de 1 et 2 kilogr. de capacité pour renfermer l'acide phénique. Les récipients en verre n'offrent pas assez de sécurité;

16. Une boîte en tôle émaillée, pouvant contenir 1 kil. 500 pour le savon;

17. Une mesure d'un litre pour faire le mélange d'eau et d'acide phénique;

18. Une mesure de 100 gr. pour faire la solution phéniquée à 5 0/0;

19. Une mesure de 40 grammes pour faire 1 litre de solution phéniquée à 2 0/0;

20. Une échelle en deux parties coulissables au moyen de fers en T et d'équerre;

21. Des torchons à poussière (une douzaine), en guise de chiffons mous. On peut les désinfecter ensuite par le lavage à la solution phéniquée et l'étuve à vapeur;

22. Des torchons à essuyer (six) pour nettoyer les parties non polies des meubles ;

23. Deux poches de toile imperméable à deux compartiments, pour transporter les vêtements de travail des désinfecteurs ;

24. Deux blouses de toile ;

25. Deux pantalons de toile ;

26. Deux casquettes en toile à double visière, pour protéger les cheveux et la nuque des désinfecteurs ;

27. Deux paires de bottes en toile imperméable, que les désinfecteurs chaussent en arrivant au local à désinfecter et qui, contrairement aux bottes de cuir, peuvent ensuite

passer à l'étuve. Elles coûtent, du reste, moins cher et permettent le travail sans bruit;

28. Deux paires de semelles en feutre: pour garnir les précédentes. C'est chaud et cela peut être admis à l'étuve.

29. Deux paires de semelles en bois, pour les cas où les désinfecteurs ont à se tenir longtemps sur les échelons de leur échelle, dans la désinfection des murailles. Se désinfectent par le lavage phéniqué;

30. Une enveloppe pour les vêtements de service, qui doivent être échangés, à l'arrivée, contre les vêtements de travail;

31. Une boîte à linges, pour recevoir les effets et linges portés pendant l'exécution de la désinfection;

32. Des *respirateurs* en éponge du Levant, 2 pour chaque désinfecteur. Cet appareil, humecté avant de s'en servir, est maintenu devant la bouche et l'orifice des narines à l'aide d'un cordon de caoutchouc. Il se désinfecte par l'ébullition dans une lessive de soude à 5 0/0, suivie de lavage à l'eau fraiche. On peut même faire passer l'éponge par l'étuve. Il ne gène en rien les ouvriers, qui peuvent le tailler eux-mêmes à leur mesure; il ne coûte presque rien et dure longtemps;

33. Un assemblage de 4 récipients en tôle émaillée, dans l'un desquels on reçoit les restes de pain et autres déchets; les autres servant à tenir prête de l'eau pure ou de la solution phéniquée;

34. Pour éviter la complication de nombreux et longs manches à balai, on a adopté pour manche unique un tube de verre qui, à l'aide de douilles en fer, d'armature convenable et d'une vis de pression, peut se fixer soit sur le balai de crin, soit sur la ratissoire. — Un tube plus court s'adapte de même à l'époussetoir des meubles;

35. Quatre coiffes de caoutchouc destinées à protéger les extrémités supérieures et inférieures de l'échelle de fer contre les glissements, qui pourraient détériorer les parois ou le plancher;

36. De la colle de poisson, et 37: Un petit pinceau, pour réparer, le cas échéant, de petites dégradations qui seraient faites aux meubles;

38. Des tenailles. — 39. Un marteau. — 40. Un tournevis. — 41. Des pointes, des clous, des clous à vis, etc;

42. Une spatule de fer, pour râcler les surfaces très souillées;
43. Des sangles, pour déplacer les meubles lourds;
44. Six à douze toiles de 3 mètres de long pour couvrir les armoires, etc., pendant les opérations qui font de la poussière ou des éclaboussures;
45. Des essuie-mains pour l'usage des désinfecteurs;
46. Deux pinceaux pour le badigeonnage au lait de chaux;
47. Des lampes, pour les cas de locaux obscurs;
48. Des morceaux de peau pour nettoyer les fenêtres;
49. Un couteau de poche, pour éviter d'employer à autre chose le couteau à pain;
50. Un tire-lignes, pour tirer des lignes sur les murs blanchis;
51. Une tige de fer pour la brosse à main;
52. Une brosse à ongles pour l'usage personnel des désinfecteurs;
53. Une boîte à renfermer les clous, pointes, etc;
54. Une boîte pour la colle de poisson;
55. Une boîte à éponge (respirateur);
56. Une mesure de 2 mètres;
57. Une toile à essuyer les meubles après désinfection;
58. Une pelle à ordures, pour rassembler les balayures;
59. Deux vrilles.
60. Deux ciseaux à froid de 25 millimètres;
61. Des ciseaux ordinaires;
62. Une pince à couper le fil de fer;
63. Un poinçon.

Moyens de transport. — Les objets à désinfecter qui doivent aller de la maison à la station centrale ne sauraient prendre place dans la première voiture venue. Il faut que l'administration de cette station ait des véhicules spéciaux, sinon exclusifs, au moins faciles à désinfecter eux-mêmes après usage, différents pour l'aller (effets contaminés) et le retour (effets purifiés), à moins qu'il ne soit possible de désinfecter, à la station, la voiture qui a apporté les objets contaminés, suffisamment pour qu'elle puisse reprendre les mêmes objets après assainissement.

De même, l'outillage de désinfection et les désinfecteurs eux-mêmes, si les distances à parcourir sont longues, ont besoin d'être transportés par des voitures qui n'admettent jamais d'autres voyageurs ni d'autres colis.

A Berlin, les ouvriers de la désinfection disposent, pour les petites distances, de voitures à bras qui transportent leurs appareils et les ballots à désinfecter. Pour les grandes distances, un entrepreneur fournit des voitures spéciales qui amènent les ouvriers et leurs engins, de la station à l'immeuble suspect, et qui viennent les rechercher, avec les colis qu'il y a lieu de transporter, à l'heure que le chef d'équipe fixe au cocher. Je n'ai trouvé nulle part l'indication de la façon dont est assuré l'exclusivisme de ces voitures, ni à quel moment on les désinfecte. Cependant, c'est encore l'administration qui assure le retour des effets désinfectés. Elle engage même, avec raison, les particuliers à ne pas se charger eux-mêmes du soin de faire parvenir leurs effets infectés à la station de désinfection, et de s'en rapporter à elle à cet égard. Il faut en conclure qu'elle a pris les précautions nécessaires pour prévenir toute dissémination des contages dans ce va-et-vient d'objets dangereux. La désinfection des voitures fait partie de ces précautions indispensables.

Josias [1] décrit dans les termes suivants le mode de transport des effets de contagieux, à Paris, pour ce qui concerne l'établissement de la rue du Château-des-Rentiers. Aussitôt l'avis transmis à la station, « des voitures-étuves hermétiquement closes, à plafond mobile, et traînées à bras, se rendent directement à l'endroit désigné. Là, les étuvistes s'emparent de tous les objets contaminés, et les déposent dans leurs voitures, qu'ils traînent eux-mêmes jusqu'à l'é-

1. *Sur les nouvelles institutions municipales d'hygiène à Paris* (*Revue d'Hygiène*, XII, p. 627, 1890).

tuve municipale. Tous les objets étant désinfectés, les étuvistes et les voitures de transport sont soumis à un nettoyage, à un lavage aussi complet que possible. Cela fait, les objets désinfectés sont rapportés à domicile dans des voitures absolument propres ». Cette pratique est soumise à une taxe insignifiante, qui n'est même pas toujours payée.

Il semble qu'à Paris, qui est encore un peu plus grand que Berlin, on puisse se permettre d'atteler des chevaux aux voitures qui desservent les stations de désinfection. A.-J. Martin[1] annonce, en effet, qu'à la station de la rue des Récollets, récemment ouverte (21 juillet 1890), le programme était que « tous les objets contaminés transportables seront apportés à l'étuve, dans des voitures à bras ou à cheval suivant le cas, hermétiquement closes et parfaitement étanches ; ces objets seront immédiatement désinfectés et reportés ensuite à domicile par d'autres agents et au moyen d'autres voitures. La voiture servant au transport des objets sera désinfectée après chaque opération ».

On voit que toutes les mesures sont prises pour que ces voitures ni leur contenu ne transmettent les contages qu'il s'agit précisément de détruire.

Un des derniers actes de mon passage, à la tête du service de santé du 1er corps d'armée a été de proposer au général commandant de faire adapter, par l'artillerie, à une voiture régimentaire, un coffrage en bois vernissé, mobile, pouvant fermer exactement et à clef, se prêtant aux lavages antiseptiques, pour recueillir les effets de vêtement ou de literie contaminés des divers corps de la garnison des villes dotées d'une étuve militaire, les amener à l'étuve de l'hôpital et les rapporter aux corps, après désinfection des effets et de la voiture elle-même, à moins qu'on ne préférât opérer ce retour dans une autre voiture non

1. *Les services de désinfection à Paris* (*Rev. d'Hyg.*, XIII, p. 497, 1891).

modifiée. J'avais vu, du reste, cette idée réalisée dans l'un des corps d'armée de mon arrondissement d'inspection. Je ne sais ce qu'il en est advenu pour Lille.

Etuves. Pulvérisateurs. Stations de désinfection. — C'est le troisième et le plus important élément de la désinfection publique.

Nous n'avons plus rien à dire des pulvérisateurs ou des étuves. Mais nous saisissons cette occasion de reproduire une intéressante statistique d'A.-J. Martin [1], relative à l'existence de ces appareils en France et de laquelle on peut conclure au développement actuel de la désinfection dans notre pays.

Au 1er mai 1892, on comptait en France 272 étuves et 307 pulvérisateurs en service ; 194 de ces étuves sont fixes, 72 locomobiles.

	ÉTUVES		
	Fixes	Locomobiles	Pulvérisateurs
Ministère de l'intérieur	14	7	5
Ministère de la guerre	13	24	155
Ministère de la marine	15	»	»
Sous-Secrétariat des colonies	4	»	3
Départements	»	32	57
Villes	14	8	27
Etablissements pénitentiaires	3	»	1
Monts-de-Piété (Paris, Toulouse)	5	»	»
Compagnies de navigation	51	»	»
Etablissements hospitaliers	68	»	29
Etablissements privés	13	2	38

La *station de désinfection*, dans la plupart des villes, est annexée à l'hôpital, ou à l'un des hôpitaux, s'il y en a plusieurs. Elle peut desservir à la fois la ville et l'hôpital lui-même. Mais, dans les grandes villes, on peut être obligé de multiplier les stations de désinfection pour les mettre à la portée des destinataires ; on peut ne pas trouver dans les hôpitaux, déjà trop étroits pour le nombre des malades, la place nécessaire à une installation de ce genre. Zahor [2] a montré

1. *La désinfection en France* (*Rev. d'Hyg.*, XIV, p. 447, 1891).
2. Siebenter und achter Jahresbericht der Stadtphysicat

qu'à Prague, on n'a pu qu'instituer un service de désinfection très défectueux, en le répartissant dans les locaux dont la municipalité disposait, et que l'on n'aura une station centrale digne de ce nom qu'en l'annexant à l'hôpital de contagieux, à construire.

A Paris et à Berlin, on a installé les stations de désinfection hors des hôpitaux, en des quartiers divers et en les multipliant progressivement.

Les stations de Paris sont actuellement au nombre de trois : celle de la rue du Château-des-Rentiers (XIIIe arrondissement), la première en date ; celle des Récollets (X[e] arrondissement), toutes deux annexées à des *Asiles de nuit* ; enfin, une, rue de Chaligny (XIIe arrondissement, faubourg Saint-Antoine). Au point de vue des besoins de la population, il n'y a rien à dire de ces emplacements, si ce n'est que les réalisations actuelles ne suffisent pas ; ce qui est déjà reconnu par l'administration municipale de Paris. Nous devons dire que diverses étuves, d'une destination spéciale, viennent en aide à cette organisation ; ainsi, celle de l'ouvroir-refuge des femmes enceintes de la rue Fessard, celles du Mont-de-Piété, de la prison de la Santé et quelques-unes qui sont la propriété de particuliers. Il y a au moins un de ceux-ci qui mérite confiance (A.-J. Martin).

A Berlin, la première station municipale de désinfection a été ouverte le 1er novembre 1886, Reichenbergerstrasse, n° 66[1]. C'est la seule qui fonctionne officiellement pour le public. Mais l'on s'attend à ce qu'elle soit insuffisante en cas d'épidémie, et une station nouvelle est toute prête, annexée au grand Asile municipal, Dantzigerstrasse, en même temps que les

über die Gesundheitsverhältnisse der Königl. Hauptstadt Prag. Prague, 1891.

1. Guttmann und Merke, *Die erste öffentliche Desinfectionsanstalt der Stadt Berlin* (*Eulenberg's Vierteljahrsschrift für gerichtl. Med. und öffentl. Sanitätswesen*, Bd XLV, 1886).

étuves de Moabit, aujourd'hui à vapeur, et celles de plusieurs hôpitaux viendraient en aide à l'organisme normal.

Quand il y a lieu de prendre des mesures contre l'échange international des contages, on établit sur divers points de la frontière et, naturellement, aux gares-frontières des voies ferrées, des *stations sanitaires*, dont l'outillage de désinfection est l'élément capital.

La construction d'une station de désinfection doit toujours remplir cette condition : que le local ou le compartiment par lequel entrent les objets contaminés soit absolument distinct et séparé de celui par où les mêmes effets, désinfectés, sortent de l'étuve et quittent la station. Pour réaliser cette condition, dont il est aisé de comprendre la nécessité, on élève la cloison qui doit séparer les deux compartiments *à cheval* sur l'étuve fixe. On peut, d'ailleurs, ménager à cette cloison une vitre dormante permettant de correspondre par signes d'un côté à l'autre.

On trouvera, dans le *Précis* d'E. Richard (p. 376-397) et dans l'article cité d'A.-J. Martin [1], des croquis représentant cette disposition. On verra, en outre, dans le croquis relatif à la station de la rue des Récollets, l'indication d'un *incinérateur* tout contre l'étuve, côté des objets infectés.

Les étuves locomobiles fonctionnant en plein air et n'ayant qu'une seule porte, il est indispensable d'improviser à leur voisinage une démarcation efficace entre les objets que l'on apporte à la désinfection et ceux qui sont définitivement épurés.

3° Personnel de désinfection. — En principe, il faut confier la désinfection à des ouvriers intelligents, consciencieux et dévoués. Intelligents, parce qu'une certaine éducation leur est nécessaire, accompagneé

1. *Rev. d'Hyg.*, XIII, p. 50 .

de quelques principes et notions générales. Consciencieux, parce que toute négligence dans l'opération peut annuler celle-ci et entraîner des conséquences graves. Dévoués, car il y a là un acte secourable à accomplir, qui n'est pas sans danger pour celui qui y participe.

Le degré d'instruction à donner n'est pas très élevé et, pour la plupart des ouvriers désinfecteurs, l'éducation spéciale peut être vite acquise. Je sais que, pendant la dernière épidémie de choléra, on a pu utiliser les premiers venus et tout individu sans travail qui voulait se présenter. Cependant, il faut bien, autour de l'étuve à vapeur, un chauffeur quelque peu mécanicien et un aide-chauffeur qui puisse remplacer le premier. A l'extérieur, pour le travail dans les immeubles, il faut un chef d'équipe, capable de diriger avec quelque sûreté les hommes moins intelligents et les novices.

Les ouvriers de la désinfection doivent atteindre au moins à la valeur morale moyenne des ouvriers et être « des gens comme tout le monde ». Il a été d'un effet déplorable, à Paris, que la Préfecture de police recrutât ses désinfecteurs parmi les employés des pompes funèbres (A.-J. Martin ; à Prague, qu'on ait appelé à cette œuvre humanitaire les détenus (Zahor).

A Berlin, on utilisa d'abord des infirmiers de choix. On ne tarda pas à s'apercevoir que ce service devait jouir d'une réelle autonomie et que ses agents ne pouvaient être à deux fins. L'autorité municipale, de concert avec la Préfecture de police, chargea M. Merke de lui présenter un plan d'organisation de ce fonctionnement. Ce dont le laborieux directeur de Moabit s'acquitta avec l'aide du docteur Pistor et du conseiller municipal Strassmann.

Pour avoir le personnel nécessaire, il sembla tout indiqué de s'assurer d'abord un noyau de désinfecteurs en exerçant à la désinfection des habitations les hommes déja affectés aux établissements de désinfection municipaux. Puis, il s'agissait de grouper autour de ceux-ci des forces nouvelles en vue de créer une souche de désinfecteurs habiles et dévoués qui, dans le moment du besoin, sauraient exécuter une désinfection d'immeuble, même avec l'aide de personnes étrangères à l'opération. On ne savait pas, du reste, quelle serait l'étendue des appels aux désinfecteurs municipaux, et l'on ne pouvait grever le budget de la ville de la solde d'un nombre exagéré de ces employés ; il fallait donc se créer, à cet égard, des ressources virtuelles, une réserve qu'on n'appellerait que dans les grandes occasions. Le problème a été résolu au moyen de la délivrance, à un personnel qu'on n'emploie pas immédiatement, de diplômes de « désinfecteurs municipaux des habitations », après la fréquentation d'un cours fait par M. Göldner, pharmacien à Moabit, et après un examen passé devant le Physicus municipal. Le cours est fait suivant les principes de l'*Instruction* dont nous donnons la traduction ci-après.

On avait demandé d'abord une part de ce personnel de réserve à l'*Institut général international de nettoyage*. Cette société devait s'engager, contre une rétribution de 6 marcs (7 fr. 50) par jour et par tête de la part de la ville, à fournir à celle-ci, à première réquisition, un certain nombre d'ouvriers. Il parut que ceux-ci n'auraient pas l'habileté voulue et sur la proposition de M. Merke, après entente avec la délégation municipale pour le nettoyage des rues, il fut décidé que, tous les mois, l'instruction spéciale serait donnée à un nombre déterminé des individus employés dans cette partie, lesquels pourraient, un jour où le personnel en pied ne suffirait plus aux besoins, être immédiatement incorporés. L'expérience a prouvé que l'idée était excellente.

La station de Reichenbergerstrasse serait desservie, selon Fischer, par 15 ouvriers titulaires et 15 de réserve.

Le directeur de l'établissement de désinfection est le chef de tout le service. Il a sous ses ordres des Inspecteurs, dont le rôle est tracé par une Instruction spéciale et qui semblent être un rouage de première importance.

Paris, depuis seulement le commencement d'août 1892 (le choléra est persuasif), a un *Inspecteur général du service de l'assainissement et de la salubrité de l'habitation*, notre éminent ami A.-J. Martin, nommé par le Préfet de la Seine. Une commission permanente, composée de membres du Conseil municipal, d'hygiénistes et de chefs des services intéressés, est chargée d'éclairer l'administration sur les difficultés d'ordre technique, scientifique et administratif relatives à la salubrité, que ses différents services peuvent avoir à résoudre. Nous ignorons quel est le personnel supérieur, adjoint à M. Martin pour la direction du service de désinfection publique, et comment s'instruit et se recrute actuellement le personnel d'exécution. Il existe, pour la pratique dans Paris, des difficultés propres à la capitale. Mais il est permis d'espérer que la parfaite compétence et l'activité sans bornes de l'Inspecteur général en viendront à bout et finiront par donner à la ville une organisation qui n'ait rien à envier à l'étranger.

En province, l'étuve étant d'ordinaire à l'hôpital, ce sont des ouvriers de l'hôpital qui la manœuvrent et, par suite, sont affectés à la désinfection à domicile. En temps d'épidémie, lorsque les besoins débordent les ressources en personnel, on le renforce de manœuvres pris où l'on peut. Les anciens dressent les nouveaux. Ici encore, sans doute, il conviendrait d'avoir une réserve de désinfecteurs, instruits et brevetés, occupés à autre chose en temps normal et que l'on appellerait seulement dans les grandes occasions. Bien que les gens utiles ne soient jamais méprisables, il siérait peut-être à la dignité de la désinfection de les emprunter à une corporation plus élevée que celle des balayeurs.

Pour les petites localités, Merke estime justement que les maçons, les peintres en bâtiments, les menuisiers, sont des désinfecteurs tout indiqués, à la condition d'avoir reçu d'un médecin une courte instruction sur les modes de propagation des maladies infectieuses et sur la pratique de la prophylaxie par les désinfectants. Il n'est guère de commune rurale qui n'ait une compagnie de pompiers, presque tous ouvriers d'état ; voilà une pépinière de désinfecteurs. L'armée dresse nécessairement à la désinfection un certain nombre d'infirmiers d'hôpitaux ou régimentaires, qui, rentrés dans leurs foyers, sont tout prêts à faire bénéficier les voisins de leurs connaissances. Il n'y aurait rien que de très légitime à enseigner aux élèves des écoles primaires au moins les principes de la désinfection et, puisque c'est surtout la propreté à fond, d'y initier des femmes des classes les plus modestes. Nous nous sommes efforcé de mettre en relief les moyens simples, quoique très efficaces, de désinfection praticables même à la campagne, lessivages, badigeonnages, etc.

Les désinfecteurs, qui abordent tous les contages, peuvent en être atteints eux-mêmes et les propager au dehors. Il y a donc des mesures de protection à leur imposer pendant et après leurs opérations. Ces mesures font partie des Instructions ci-dessous.

VILLE DE BERLIN

NSTRUCTION POUR LES DÉSINFECTEURS MUNICIPAUX DES HABITATIONS

A. Généralités

§ 1. Les désinfecteurs sont sous l'autorité immédiate de l'Administrateur de l'établissement de désinfection.

§ 2. Les désinfecteurs doivent, tous les jours, à 6 h. 3/4 du matin, se présenter, en tenue de service, à l'Administrateur de l'établissement de désinfection ou à son représentant.

Ils doivent exécuter immédiatement les travaux qui leur sont commandés, de quelque nature qu'ils soient.

Quand ils sont chargés de la désinfection de locaux habités, ils ont à se rendre immédiatement dans le local indiqué, après avoir pris dans la caisse affectée à cet usage le matériel réglementaire. S'il s'agit d'une course suffisamment longue, l'établissement leur assure le transport.

Les désinfecteurs doivent l'obéissance absolue au surveillant chargé de les contrôler. Ils exécutent ses ordres sans délai.

Ils sont tenus de garder vis-à-vis du public, dans les relations de service, une attitude polie et réservée.

B. Premiers travaux dans l'habitation a désinfecter

1. *Vêtements à échanger.*

§ 3. Dès leur arrivée à l'habitation qui doit être désinfectée, les désinfecteurs doivent échanger leur tenue de service contre des vêtements de travail. La tenue de service est empaquetée réglementairement dans le sac à vêtements et mise à part dans un lieu approprié. Il est interdit de porter la tenue de service pendant la durée de la désinfection.

2. *Appareils et eau chaude.*

§ 4. Les désinfecteurs auront à se pourvoir des échelles, vases et autres ustensiles nécessaires à l'exécution de leur travail, aussi bien que de lampes et de ce qu'il faut pour faire du feu. Ils se procureront en même temps de l'eau chaude, à moins qu'ils n'en préparent dans la cuisine attenant à l'habitation.

3. *Empaquetage des objets à diriger sur l'établissement de désinfection.*

§ 5. Les désinfecteurs réuniront en paquets, conformément aux prescriptions, tous les objets dont la désinfection doit se pratiquer à l'établissement et les remettront à la voiture spéciale amenée à cet effet.

4. *Déplacement des meubles et tableaux appuyés aux parois.*

§ 6. Les meubles, tableaux, etc., laissés dans le logement, seront mis ensemble au milieu de la chambre et désinfectés successivement.

5. *Destruction des médicaments.*

§ 7. Les médicaments trouvés dans l'habitation seront jetés aux lieux d'aisance. En aucun cas, on ne les mettra au feu.

C. Exécution de la désinfection

1. *Les parois.*

§ 8. La désinfection des parois s'exécute en les frottant avec du pain.

Les murs badigeonnés, de même que la partie des parois derrière le poêle, qui n'est pas recouverte de papier de tenture, seront désinfectés à l'acide phénique à 5 0/0 ou au lait de chaux. L'exécution de la désinfection se fait dans la forme prescrite et suivant la pratique enseignée dans les cours pour l'instruction des désinfecteurs.

On évitera autant que possible de faire de la poussière et d'endommager les parois ou des objets quelconques.

Les miettes de pain qui tomberont sur le plancher pendant la friction des parois seront soigneusement réunies à l'aide d'un balai humide et immédiatement brûlées.

2. *Les meubles, portes, tentures, tableaux, jouets d'enfants, etc*

§ 9. Le nettoyage des *meubles* se pratique en frictionnant les parties polies avec un chiffon mou, trempé dans une solution phéniquée à 2 0/0, puis pressé ; après quoi l'on essuie au chiffon sec. On fait de même à l'égard des bois sculptés. Les panneaux d'arrière, les couvercles, etc., des meubles, c'est-à-dire les parties qui ne sont ni polies ni sculptées, seront lavés à deux reprises à l'acide phénique à 2 0/0 ; s'ils sont très sales, on les nettoiera à l'eau de savon chaude avant d'employer l'acide phénique.

Les *revêtements en bois* des murs, les *portes*, les *fenêtres*, seront lavés à la solution phéniquée à 2 0/0, puis essuyés à sec.

Les *tableaux* qui ne sont pas sous verre seront seulement

essuyés au chiffon mou et sec; les peintures à l'huile seront essuyées au chiffon humecté de la solution phéniquée à 2 0/0, puis immédiatement séchées.

Les *jouets d'enfants* sans valeur seront incinérés. Les objets de quelque prix, s'ils ne peuvent être soumis à l'action du courant de vapeur chaude dans l'établissement, seront lavés vigoureusement et à plusieurs reprises avec la solution phéniquée à 2 0/0.

Les *objets en cuir* (souliers, bottines) ou en caoutchouc seront lavés à la solution phéniquée à 2 0/0; les fourrures désinfectées avec la même solution, selon le mode prescrit.

Les *objets en métal* (lampes, cadres, serrures) seront essuyés avec le chiffon humecté de la solution phéniquée à 2 0/0 et rapidement frottés à sec.

On traitera de même le verre, la porcelaine.

3. *Le plancher.*

§ 10. Les planchers très salis seront d'abord lavés à l'eau de savon chaude, puis essuyés à deux reprises avec le chiffon mouillé de solution phéniquée à 5 0/0. D'ordinaire cette dernière opération suffira.

Les parquets seront frottés au chiffon mou, imbibé de la solution phéniquée à 2 0/0, et séchés aussitôt.

4. *Les ustensiles employés à la désinfection; les cabinets d'aisance, les vidoirs.*

§ 11. Les ustensiles qui ont servi à la désinfection, les cabinets d'aisance, les vidoirs, doivent être traités par la solution phéniquée à 5 0/0.

D. Nettoyage corporel avant de quitter la maison

§ 12. Avant de quitter l'habitation, les désinfecteurs brosseront leurs vêtements de travail avec des brosses trempées dans la solution d'acide phénique à 2 0/0 et laveront leurs chaussures, particulièrement la semelle, avec la même solution. Ils se laveront les mains et la face avec de l'eau et du savon, en usant de la brosse à ongles. Puis ils revêtiront leurs vêtements de service et déposeront le paquet de leurs vêtements de travail dans le coffre destiné à cet usage.

La même prescription s'applique aux cas dans lesquels

les ouvriers auraient à quitter momentanément la maison où la désinfection s'accomplit.

E. Retour a l'établissement

§ 13. Lorsque leur travail est fini, les désinfecteurs retournent sans retard à l'établissement et en préviennent l'administrateur ou son suppléant.

§ 14. L'administration se réserve le droit de modifier ou de compléter la présente instruction.

Berlin, le 14 juin 1890.

Le Magistrat de la capitale,
v. Forckenbeck.

INSTRUCTION POUR LES INSPECTEURS MUNICIPAUX DE LA DÉSINFECTION

§ 1. Le chef immédiat des inspecteurs est l'administrateur de l'établissement de désinfection.

Les inspecteurs doivent se rendre chaque matin, à 7 h., à leur besogne et avertir de leur arrivée l'administrateur ou son représentant.

§ 2. La mission des inspecteurs consiste à veiller :

a) A ce que tous les objets qui se trouvent dans une pièce à assainir et sont susceptibles de supporter la désinfection par la vapeur soient dirigés sur l'établissement ;

b) A ce que la désinfection de l'habitation et celle des objets restés dans les pièces soient exécutées exactement selon les prescriptions édictées dans ce but ;

c) Enfin, que les désinfecteurs, avant de commencer eur travail, aient soin d'exécuter l'échange de vêtements qui leur est ordonné.

§ 3. Lorsque les inspecteurs ont reçu leurs ordres à l'établissement, ils se rendent dans les habitations à désinfecter, en commençant par celles desquelles on enlève d'abord des objets pour les porter à l'étuve. Ils s'assurent que ces objets sont chargés sur la voiture spéciale, enveloppés conformément aux prescriptions, qu'aucun objet susceptible de passer par la désinfection à la vapeur ne reste dans la pièce.

Ils surveillent le travail des désinfecteurs.

Ils veillent particulièrement à ce que la désinfection endommage le moins possible l'habitation et les effets sur lesquels elle porte, sans laisser que d'être accomplie à fond et efficacement, et à ce qu'après son achèvement l'habitation ainsi traitée soit rendue au propriétaire par les désinfecteurs dans le meilleur état.

§ 4. Comme preuve que leur contrôle s'est effectué selon les règles, les inspecteurs doivent remplir les indications relatives aux points sus-indiqués, sur des rapports qui leur sont présentés par les désinfecteurs.

Berlin, le 14 juin 1890.

Le Magistrat de la capitale et résidence du roi,
Von FORCKENBECK.

Le projet de règlement suivant nous a semblé pouvoir être rapproché des dispositions administratives adoptées par la ville de Berlin. Ce sera la matière de comparaisons instructives et, à divers égards, ces documents se compléteront l'un par l'autre.

RÈGLEMENT

pour le service de la désinfection publique, à Paris,

(proposé par M. A.-J. Martin).

Le service de la désinfection publique a pour objet de désinfecter :

1° Les objets directement apportés à l'établissement public de désinfection par des particuliers. Dans ce cas, l'établissement de désinfection ne peut recevoir que des matelas, linges, effets et vêtements à usage, tentures, tapis de petites dimensions, cuirs, fourrures, caoutchouc, étoffes et tissus de toute sorte. Quant aux objets mobiliers proprement dits, ils ne peuvent se désinfecter qu'à domicile ;

2° Les objets qui ont été pris à domicile sur la demande des particuliers ou des services administratifs (mairies, commissaires de police, etc.).

1° *Objets apportés pour être désinfectés à l'établissement.* — Les objets apportés pour être désinfectés ne doivent être reçus dans l'établissement que du côté des objets à désinfecter. L'employé placé dans cette partie de l'établissement fait deux parts de ces objets :

a) Ceux qui doivent subir la désinfection à l'étuve et qu'il dispose dans des enveloppes affectées à cet usage, c'est-à-dire les objets de literie, vêtement, effets à usage personnel, linge, et en général tous les tissus et étoffes ;

b) Ceux qui doivent subir le lavage ou la pulvérisation à l'aide de solutions antiseptique , à savoir les cuirs, chaussures, courroies, caoutchoucs, bretelles, casquettes, chapeaux, cartons, malles, etc., les fourrures, les objets en bois collé.

La désinfection à l'étuve se pratique suivant les indications fournies pour le maniement particulier de l'appareil, d'après le tableau affiché auprès de chaque étuve.

Pour tous les objets qui ne peuvent passer à l'étuve et qui sont énumérés ci-dessus, on peut se servir soit du lavage à l'aide d'un pulvérisateur spécial, soit du lavage à la brosse et, dans les deux cas, à l'aide de la solution antiseptique suivante :

Sublimé corrosif	4 grammes.
Acide tartrique	48 —
Solution alcoolisée de carmin, d'indigo sec à 5 0/0	10 gouttes.
Eau distillée	200 grammes.

Pour 2 litres d'eau, soit pour une charge de pulvérisateur.

Un carnet à souche indiquera, sur la souche et la feuille qui en sera détachée pour être remise au dépositaire des objets : le nom et l'adresse de celui-ci, la désignation des objets, le jour du dépôt et de la remise. La délivrance des objets sera faite, dans le plus bref délai possible, sur remise de la feuille en question. Elle ne devra jamais être effectuée que dans la partie affectée au dépôt des objets désinfectés.

Les voitures ayant servi au transport desdits objets ne pourront sortir de l'établissement qu'après avoir été nettoyées par le désinfecteur, au moyen des pulvérisations ou lavages en usage dans l'établissement.

2° *Objets à prendre ou à désinfecter à domicile.* — Le service de la désinfection à domicile comporte :

a) Un personnel spécial ;

b) Un matériel approprié à la désinfection.

A. Personnel. — Le personnel se compose d'au moins deux hommes, dont l'un doit être habitué à la conduite des chevaux.

Ils portent un costume spécial, dit *de sortie*, soigneusement entretenu et permettant de reconnaître qu'ils font partie du service de la désinfection.

Cet uniforme est différent du costume *de travail* décrit ci-après.

B. Matériel. — Deux voitures spéciales seront affectées au transport du matériel pour la désinfection à domicile et des objets soumis ou à soumettre à la désinfection dans l'établissement.

Chacune de ces voitures sera peinte à l'extérieur d'une couleur différente, afin de distinguer celle qui sera destinée à reporter au domicile les objets désinfectés.

Au départ de la voiture, les désinfecteurs s'assurent qu'elle contient le matériel ci-après.

1. La pompe à pulvériser spéciale, adoptée pour la désinfection (de 12 litres de capacité), et plusieurs flacons renfermant la solution indiquée ci-dessus.

Ces flacons confiés aux soins et à la responsabilité des employés ne devront jamais être remis par eux à qui que ce soit.

2. Un flacon de permanganate de potasse renfermant 1 litre de solution à 5 p. 1.000.

3. Un sac en toile renfermant le costume de travail, soit, pour chaque homme, une calotte de toile, une blouse de toile, ajustée au cou et aux poignets pour empêcher la blouse de flotter, un pantalon ou cotte de toile, des chaussures.

4. Plusieurs enveloppes fermées par n'importe quel moyen, à l'exception des cordons de cuir. Ces enveloppes seront de formes différentes pour les matelas, les oreillers, les traversins, les édredons et les effets ; elles seront marquées en coton rouge de numéros ou de lettres de très gros caractères ; elles seront ouvertes avant leur entrée dans l'étuve.

5. Des chiffons destinés à l'essuyage.

6. Deux grosses éponges, une brosse à main, une brosse montée.

7. Un sac à outils.

8. Une échelle articulée et munie de tampons en caoutchouc.

C. Pratique de la désinfection. — Les employés se rendront directement et sans retard au domicile qui leur a été indiqué par le directeur de l'établissement.

Dès leur arrivée au domicile, ils transporteront leur matériel auprès du logement à désinfecter et se revêtiront du costume de toile avant d'y pénétrer.

Ils laveront tout d'abord à la brosse les linges tachés de sang à l'aide de la solution de permanganate de potasse.

Ils mettront ensuite dans leurs enveloppes tous les objets destinés à être portés à l'étuve (matelas, rideaux, couvertures, literie, vêtements, tissus et étoffes).

Puis, après avoir versé le contenu de l'un des flacons dans la pompe à pulvériser et avoir rempli d'eau celle-ci, ils projetteront un jet de liquide désinfectant pulvérisé sur les murs, le plafond, les boiseries, le parquet ou carrelage, les grands tapis conservés à domicile, les meubles et notamment les lits, l'intérieur de la table de nuit et tous autres objets laissés dans les pièces.

Aucune partie des pièces à désinfecter ni aucun des objets qu'elles renferment ne doivent être négligés. Les glaces et leur cadre, les tableaux et objets d'art seront frottés avec des chiffons légèrement imbibés de la solution désinfectante. Les grands tapis et étoffes laissés à domicile en raison de leurs grandes dimensions seront décloués et recevront sur les deux faces un jet prolongé de liquide désinfectant pulvérisé; le parquet ou les murs qu'ils recouvraient seront également désinfectés.

Les vases et ustensiles ayant servi au malade, ainsi que les water-closets, les cabinets d'aisance et les tables de toilette seront lavés avec soin à l'aide de la solution désinfectante.

Lorsque ces diverses opérations seront terminées, les désinfecteurs devront enlever leur costume de travail et le mettre dans les sacs destinés à le porter à l'étuve de désinfection; puis ils descendront les sacs renfermant les objets également destinés à l'étuve et chargeront le tout avec leur matériel dans la voiture.

Dès que la voiture chargée des objets à désinfecter arrivera à l'établissement, elle sera aussitôt débarrassée de ces objets ainsi que du matériel, et le tout devra être, dans le plus bref délai, désinfecté par le procédé indiqué ci-dessus. La voiture sera également lavée à grande eau avec la solution désinfectante.

Après désinfection des objets susdits, ils seront reportés le plus tôt possible, au domicile de leur propriétaire, par la voiture spécialement affectée à cet usage.

3° *Précautions générales.* — Tous ceux qui seront chargés de la désinfection dans l'établissement porteront le costume de travail spécifié ci-dessus. Ils devront se débarrasser de leurs vêtements dans la pièce qui leur sert de vestiaire et y revêtir ce costume avant d'entrer dans les parties de l'établissement où se trouvent les objets à désinfecter.

Tous les agents, sans exception, doivent laisser leur costume de travail lorsqu'ils ont terminé leur service; ils sont tenus de se laver soigneusement la figure et les mains à l'eau chaude additionnée de la solution antiseptique indiquée plus haut, avant de retourner dans leurs logements ou dans l'établissement, pour n'importe quel motif.

L'entrée des locaux affectés à la désinfection est formellement interdite à toute personne de l'établissement ou autre qui n'y est pas appelée par son service.

Les agents préposés au maniement des objets infectés ne doivent, sous aucun prétexte, avoir des rapports avec le chauffeur de l'étuve et ses aides pendant les diverses opérations de leur service.

Les personnes qui désirent utiliser le service de désinfection publique seront prévenues qu'il y a intérêt pour elles à en avertir le directeur de l'établissement, afin que les désinfecteurs spéciaux puissent être mis à leur disposition pour pratiquer la désinfection à leur domicile et faire désinfecter les objets qui doivent être portés à l'étuve.

Autrement, les personnes qui feraient porter par des étrangers à ce service ou qui porteraient elles-mêmes des objets à l'établissement, doivent prendre des précautions spéciales pour éviter toute contamination par ces objets, notamment pour la désinfection de leurs propres vêtements et le nettoyage de leurs mains et de leur figure.

B. Organisation de la désinfection publique. — Au point de vue administratif, la désinfection est *facultative* ou *obligatoire*.

Suivant le premier mode, on cherche à l'introduire et à la répandre par l'enseignement oral ou écrit, par l'éducation du peuple, par l'exemple. Il s'agit de prévenir des calamités publiques en intéressant l'égoïsme individuel à la sécurité commune. Malheureusement, c'est un chemin un peu long. En fait, là où l'on se borne à engager les citoyens à user de la désinfection, les étuves chôment la plupart du temps. A notre avis, la désinfection, telle que nous l'avons entendue au cours de ce travail, doit être obligatoire. La santé et la vie des groupes sont sous la dépendance des mesures de prophylaxie, qu'il appartient aux administrations d'imposer. La désinfection publique ne peut qu'être l'une des plus importantes attributions de la police sanitaire.

Dans notre pays, la loi du 5 avril 1884 (article 97, 6°) confie au Maire (au Préfet de police, à Paris) : « le soin de prévenir par des précautions convenables et celui de faire cesser, par la distribution des secours nécessaires, les accidents et les fléaux calamiteux, tels que les incendies, les inondations, les maladies épidémiques ou contagieuses... » Bien que ce texte prête à contestation chez les avocats et devant les tribunaux, c'est en vertu des termes de cette loi que le Préfet de police à Paris, les Maires en province, prennent des arrêtés relatifs à l'organisation de la police sanitaire, comprenant la désinfection lorsqu'il y a lieu. L'article 99 de la même loi confère, d'ailleurs, aux Préfets des pouvoirs dans le même sens et encore plus étendus.

En fait, la désinfection est à peu près obligatoire dans toutes les villes qui ont un *Bureau d'hygiène*, comme Lyon, Reims, le Havre, Nice, etc., et à Paris, au moins en temps d'épidémie. On évite, toutefois, et l'on a bien raison, de trop montrer la police et de présenter d'abord la désinfection comme une mesure tracassière, un prétexte à perquisition dans le domicile. Il n'est pas très malaisé, quand on s'y prend par la persuasion, de la faire accepter même des plus ombrageux.

Une circonstance a, jusqu'ici, rendu cette obligation illusoire dans un certain nombre de cas ; c'est que la déclaration des maladies contagieuses n'était pas elle-même obligatoire. La loi du 30 novembre 1892 *sur l'exercice de la médecine* vient de combler en partie cette lacune :

« *Art.* 15. — Tout docteur, officier de santé ou sage-femme est tenu de faire à l'autorité publique, son diagnostic établi, la déclaration des maladies épidémiques tombées sous son observation et visées dans le paragraphe suivant :

» La liste des maladies épidémiques dont la divulgation n'engage pas le secret professionnel sera dressée par arrêté du Ministre de l'Intérieur... »

De cette façon, il n'y aura que les gens qui ne se font soigner par personne qui pourront échapper aux mesures de protection. Le nombre en devient de jour en jour plus restreint. Encore est-il souvent possible d'éventer leur secret. Du reste, une autre loi prochaine étendra la déclaration obligatoire aux chefs de famille, gérants d'hôtels, logeurs, chefs d'établissements.

La jurisprudence particulière qui régit la ville de Paris a apporté jusqu'aujourd'hui de sérieuses entraves à la généralisation de la désinfection et, par suite, à son exécution obligatoire. Alors que l'arrêté des consuls du 12 messidor au VIII avait mis la salubrité publique tout entière entre les mains du Préfet de police, le décret du 15 octobre 1859 fit repasser au Préfet de la Seine certaines de ces attributions. C'est, paraît-il, cette raison, avec une part de routine des bureaux, qui fait que le service de la désinfection, à Paris, existe en double ; la préfecture de la Seine a un personnel de désinfecteurs, munis du matériel nécessaire pour la désinfection à domicile, et des étuves ; la préfecture de police a des escouades de désinfecteurs outillés *pour pratiquer la désinfection au soufre* dans les habitations, mais pas d'étuves (A.-J. Martin). Quand la préfecture de police veut faire pour son compte une opération complète, elle est obligée d'emprunter l'outillage de l'autre. On conçoit que ces deux services parallèles ne sont pas précisément pour s'entre-aider, les deux administrations se regardant comme égales, indépendantes l'une de l'autre, et chacune d'elles craignant toujours que la voisine n'empiète sur son domaine ou ne contrôle ses actes. Il est à noter que les deux préfets, personnellement, déplorent cette situation et ne demandent qu'à s'entendre.

Quoi qu'il en soit, la préfecture de la Seine opère, à elle seule, avec une activité déjà remarquable et qui s'élève visiblement. Nous en résumons les résultats pour 1891, d'après la statistique d'A.-J. Martin :

Désinfections opérées par le service de la préfecture de la Seine (1891).

Station de	la rue	des Récollets	2.209
—	—	du Château-des-Rentiers	1.027
—	—	de Chaligny	903
		Total	4.139

Du 1er janvier au 15 octobre 1892, il y a eu 13.301 désinfections opérées dans Paris pour maladies diverses, dont 2.944 pour *choléra*, à partir du 12 mai.

Le personnel a compté 69 agents, dont 1 chef de service, 3 mécaniciens, 28 désinfecteurs, 24 auxiliaires, 11 hommes de corvée, 21 cochers (A.-J. Martin).

Il convient de relever ce fait qu'à Menton, le syndicat des maîtres-d'hôtel a décidé pour lui-même la désinfection obligatoire. On ne peut douter que ce ne soit là une dépense bien entendue.

L'obligation de la désinfection emporte le droit à un asile provisoire et à des vêtements de rechange pour ceux qui, pendant l'opération, n'ont pas deux chambres ni un vêtement en double. A vrai dire, la désinfection marche assez vite aujourd'hui pour que ce droit ne constitue pas une lourde charge pour les administrations.

Il nous semble que l'obligation devrait aussi entraîner la *gratuité*. Celle-ci s'appuierait sur le même principe que celle-là, à savoir que la mesure de la désinfection est prise dans l'intérêt de la communauté plus encore que dans celui des habitants de tel ou tel immeuble. La conséquence logique de ce principe est que ce soit la caisse municipale qui paie. La désinfection est, en effet, gratuite à Paris, à Lyon, au Havre. En revanche, Reims, Lille, Nice, font payer, sauf les indigents. Nice y gagne même quelque 1500 fr. par an ! Je comprends mieux que le syndicat des maîtres-d'hôtel de Menton s'y fasse un bénéfice de six à sept cents francs.

La désinfection à l'étranger. — L'organisation administrative de la désinfection semble avoir marché plus vite dans les villes allemandes que dans les nôtres ; pour quelques-unes, au moins, car Hambourg vient d'être surpris dans un grand dénûment de moyens de défense.

Nous reproduisons ci-dessous l'ordonnance du 7 février 1887, qui consacre la désinfection obligatoire à Berlin et suppose, d'ailleurs, la déclaration obligatoire des maladies contagieuses.

Ordonnance de police relative à la désinfection dans les maladies contagieuses (Berlin).

Vu les paragraphes 143 et 144 de la loi du 30 juillet 1883 sur l'administration générale de l'Etat et les §§ 5 et suiv. de la loi du 11 mars 1850 sur l'administration de la police, avec l'assentiment du Conseil municipal, il est ordonné ce qui suit pour le cercle de la ville de Berlin :

Art. 1er. — Les chefs de maison ou leur représentant (les directeurs dans les établissements, les administrateurs, les pères de famille, etc.) sont tenus, dans tous les cas de maladie ou de mort par choléra asiatique, variole, typhus exanthématique ou à rechutes, diphtérie, *sans exception* ; de fièvre typhoïde, de scarlatine maligne et de dysenterie maligne, selon ce qu'en aura décidé la préfecture de police, de désinfecter les effets et les locaux à l'usage des malades, aussi bien que tous les objets qui se trouvent dans ces locaux et conformément aux prescriptions rendues à cet égard.

Art. 2. — Les prescriptions publiées le 7 février 1887 pour l'exécution de la désinfection, de concert avec le Magistrat, entrent en vigueur.

Quiconque ne se conformera pas à ces prescriptions ou à celles que pourra édicter la police locale pour compléter ou modifier les premières, supportera les frais d'exécution des mesures ordonnées par la police et, en outre, sera passible d'une amende pouvant aller jusqu'à 30 marcs (l'article 327 du code pénal ne comportant pas de peine plus grave).

Berlin, le 7 février 1887.

Le Préfet de police : V. Richthoffen.

Nous croyons devoir appeler l'attention sur la sanction pénale qui est prévue dans cet arrêté. La peine est assez faible, mais le principe est posé. Au fond, le délinquant n'a rien à gagner à enfreindre le règlement et la désinfection se fera tout de même.

L'ordonnance du 7 février 1887 fut suivie d'une *Instruction*, en date du même jour, pour la pratique de la désinfection dans les maladies populaires ; puis, d'un *Avis* concernant l'emploi de *désinfecteurs* autorisés, généralement pris parmi les infirmiers des hôpitaux, en date du 8 février 1887; enfin de l'avis de l'ouverture de la station de Reichenbergerstrasse, 66, le 1er novembre de la même année.

Le 1er août 1890, parut un arrêté réglant le mode suivant lequel il doit être fait notification de la désinfection à exécuter, dans les cas prévus par l'ordonnance de police, à l'établissement n° 1, Reichenbergerstrasse, 66, par une carte postale ou par une communication au bureau de police de la section, à moins que la notification ne soit portée par une personne intéressée ou par un exprès. Les prévisions de ce document nous paraissent renfermer certaines dispositions qu'il serait possible d'imiter.

La notification doit comprendre :

1. Le nom et la profession du chef de ménage ou de son représentant, à qui incombe le devoir de l'établir.

2. L'indication exacte de la situation du local à désinfecter (en façade, aile droite, aile gauche, 1e, 2e, 3e cour, ou porte, escalier 1, 2, 3, 4, rez-de-chaussée, sous-sol, etc.).

3. La désignation de la maladie qui exige la désinfection.

4. Le nombre des chambres à désinfecter, en indiquant si elles sont tapissées, peintes à l'huile ou en détrempe, si les planchers sont recouverts de parquets ou d'un autre revêtement.

On ne tiendra pas compte des notifications qui ne satisferaient pas à ces exigences.

Pour que la désinfection puisse encore avoir lieu le lendemain, il faut que la notification parvienne avant 4 heures au bureau de l'établissement de la Reichenbergerstrasse, 66. En suite de la notification, les désinfecteurs arrivent dans le logement à désinfecter et, avant d'agir sur les locaux, réunissent en ballots tous les objets mobiles susceptibles de passer par les appareils à courant de vapeur, qu'ils font transporter à l'établissement de désinfection par les voitures spéciales. La désinfection du logement terminée, ces objets, qui ont été dans l'intervalle désinfectés à l'établissement, sont ramenés à la maison. C'est l'établissement de désinfection qui fixe le moment où les opérations commenceront et celui où les objets mobiles y seront amenés. En général, c'est entre 8 h. du matin et 2 h. du soir. La rétribution pour l'exécution de la désinfection sera acquittée d'après les tarifs énoncés ci-après et dans les conditions exprimées à la suite.

Dans les cas de maladie ou de mort, déterminés ci-dessus, et dans lesquels la désinfection doit avoir lieu, soit sans restriction, soit après la décision de la préfecture de police, l'établissement n° 1 est tenu de l'exécuter, mais seulement dans les limites déterminées ci-dessus, c'est-à-dire qu'en général la désinfection de l'habitation se borne à celle de la chambre du malade.

Dans les autres cas de maladies contagieuses, non exprimés plus haut, les effets de vêtement, le linge, la literie, les tapis, coussins, meubles rembourrés, fourrures, objets en cuir. etc., peuvent être, comme auparavant, soumis à la désinfection dans l'établissement municipal. Les prescriptions qui précèdent, à l'égard de la désinfection aussi bien que de l'enlèvement des objets de l'habitation, sont applicables à ces cas. Pour des raisons d'hygiène, les intéressés gagnent à s'abstenir de transporter eux-mêmes les objets infectés. Le retour à la maison des objets désinfectés doit toujours, sans aucune exception, avoir lieu par le moyen des voitures de l'établissement municipal. Il n'en résulte pas de frais particuliers. La rétribution se règle d'après les mêmes principes que pour les cas obligatoires. La désinfection des pièces habitées et des objets sera exécutée avec le plus grand soin et toutes les précautions possibles; mais l'administration ne garantit pas qu'il n'y aura absolument aucune dégradation.

En raison du grand intérêt qu'ont tous les citoyens à ce que la désinfection soit convenablement exécutée, nous croyons pouvoir exprimer notre espoir que les chefs de ménage intéressés, aussi bien que les propriétaires de maisons, viendront en aide de tout leur pouvoir aux agents municipaux chargés d'opérer la désinfection ou de la surveiller; — lesquels devront, à toute réquisition, justifier de leur qualité par la production de leur carte; — cette aide pourra consister surtout à prêter des ustensiles nécessaires à la désinfection, échelles, seaux, etc.

Tarifs des rétributions à payer pour la désinfection des logements et des objets transportables, effectuée par les établissements municipaux.

I. La rétribution, pour la désinfection de locaux habités ainsi que pour celle des objets transportables qui s'y trouvent, est de 1 marc par heure de travail de chaque personne employée à cette désinfection. Le calcul se fait par quarts d'heure. Il est dû, en outre et dans tous les cas, 1 marc pour le transport et le retour du matériel et des appareils de désinfection ainsi que pour les préparatifs de l'opération.

II. La rétribution pour la désinfection des objets transportables dans les établissements municipaux de désinfection est fixée :

a) à 4 marcs par mètre cube d'espace occupé dans les appareils à désinfection pour les objets désinfectés au courant de vapeur. Le calcul se fait par dixièmes de mètre cube ; il n'est jamais dû moins de 2 marcs.

b) à 1 marc pour chaque heure de travail d'une personne pour les objets désinfectés au moyen des agents chimiques ; dans aucun cas, il ne sera dû moins de 50 pfennings. Le temps se décompte par quarts d'heure.

Dans les tarifs I et II sont compris les frais de l'établissement en matériaux de désinfection aussi bien que ceux du transport des objets, de la maison à l établissement, aller et retour.

III. Dans le cas où la désinfection des locaux et des objets mobiles aurait été décidée, mais où, pour une raison ou une autre, l'exécution immédiate de l'opération, l'empaquetage et l'enlèvement des objets à transporter à l'établissement de désinfection, n'auraient pas été rendus possibles aux désinfecteurs arrivés dans ce but, il sera dû 10 marcs pour la préparation et la réintégration du matériel resté sans emploi, pour l'aller et le retour de la voiture, aussi bien que pour le temps dépensé en allées et venues inutiles par les désinfecteurs.

La rétribution sera touchée dans les jours les plus prochains après la désinfection par un employé qui présentera la note acquittée. Le remboursement par termes sera admis, dans certains cas, sur la demande écrite du débiteur.

Sera exempté du paiement de la taxe quiconque, dans ce but, pourra présenter à l'établissement de désinfection un certificat de l'administrateur du canton ou du Président de la Commission des pauvres du quartier qu'il habite. Ce certificat peut être remis après l'exécution de la désinfection. Il est délivré quand l'intéressé occupe un logement d'une valeur locative qui peut aller jusqu'à 300 marcs, ou qu'il est inscrit dans la liste des moins imposés ou que, par suite de malheurs (maladies, mort, etc.), il n'est pas en situation de payer. Cette remise de la rétribution s'applique également à la désinfection des effets. Elle n'a pas le caractère d'assistance des pauvres aux frais des caisses publiques.

Le Magistrat de la capitale et résidence royale.

La désinfection n'est donc pas gratuite, à Berlin. Le chiffre des opérations qui s'y exécutent est, cependant, assez élevé. Au témoignage de M. Merke, du 4 août au 31 décembre 1890, il y avait eu 1.854 notifications de désinfections à exécuter. Le nombre des pièces à désinfecter avait été de 3.054, dont 1.995 chambres, 81 cabinets, 978 cuisines, corridors ou cabinets d'aisance. Ce chiffre variait, du reste, de 4 à 63 par jour. Dans le même espace de temps, 3.950^{m3}7 d'effets appartenant à 3.192 propriétaires avaient été livrés à l'étuve à vapeur. Si l'on suppose que l'activité du service est la même pendant toute l'année que pendant ces cinq mois, il sera difficile de ne pas soupçonner que Berlin l'emporte sur Paris à cet égard.

Un certain nombre de villes d'Allemagne ont imité Berlin, au moins pour ce qui concerne les prescriptions de police sanitaire. Nous ne connaissons de ce fonctionnement que ce que Gaffky[1] en a rapporté pour la province de Düsseldorf. Dans cette province, qui renferme de grandes et de petites villes et des localités rurales, la désinfection est *obligatoire* dans le cas de choléra, de scarlatine, de diphtérie, de variole, de typhus tacheté ou récurrent, de fièvre puerpérale, de morve, de charbon, de maladie vermineuse ; elle est *recommandée* en cas de fièvre typhoïde, dysenterie, rougeole et roséole, coqueluche, phtisie pulmonaire ou intestinale, pneumonie, rage chez l'homme et maladies contagieuses des yeux.

Une enquête sur la façon dont les diverses localités répondent à ces dispositions a donné des résultats très divers. Dans le cercle de Barmen, depuis les prescriptions nouvelles, il s'est présenté environ 2.000 cas de maladies rentrant dans les prévisions administratives ; dans la plupart des cas, les médecins traitants ont fait la

1. *Desinfection von Wohnungen* (*Bericht über die XVI. Versammlung des deutschen Vereins für öffentliche Gesundheitspflege zu Braunschweig*. September 1890).

désinfection; 83 maisons seulement ont été désinfectées par les soins de l'administration. A Crefeld, on a connu 750 cas d'affections du premier groupe, 1.548 du second; la désinfection y aurait toujours été exécutée régulièrement. Dans le cercle de Duisbourg, on se conformerait exactement aux prescriptions. Le cercle d'Elberfeld compte 1.241 malades du premier groupe, 1.291 du second (dont 178 fièvres typhoïdes); on leur a toujours appliqué les arrêtés, sans parler de 1.113 cas de rougeole dont 282 ont donné lieu à la désinfection. Essen est dans le même cas. Munich-Gladbad fait connaître qu'à l'occasion d'une épidémie de variole en 1890, 60 pièces ont été désinfectées en 55 maisons. — Les 17 autres cercles de la province, plus ou moins constitués de localités rurales, ont fourni des renseignements moins précis et moins favorables. Un seul d'entre eux fait connaître que la désinfection s'exécute aussi bien dans les cas où elle n'est que recommandée que dans ceux où elle est obligatoire; un autre estime que la désinfection a lieu pour les deux tiers des cas des maladies portées sur la liste de l'administration; un troisième répond à l'enquête que la désinfection est exécutée autant que possible, quand avis est donné de l'existence d'une maladie contagieuse. Ailleurs, la mesure est laissée à l'initiative des médecins traitants. Certains cercles reconnaissent qu'elle n'est appliquée que dans un très petit nombre de cas. Un dernier a même affirmé n'avoir pas eu, sur ses 37,000 habitants, de maladie épidémique depuis 1872. Il est vrai que, dans la plupart de ces arrondissements, on se plaint que la désinfection ne soit pas confiée à un personnel relevant de l'administration et aux frais publics. Les villes de Barmen, Crefeld, Elberfeld, Munich-Gladbad, ont seules des désinfecteurs dressés et n'en ont qu'un chacune. En général, on ne tient pas la main à ce que les employés de la désinfection aient un vêtement de travail ne servant qu'à cet usage. Les opérations ne sont sérieusement contrôlées qu'à Elberfeld. Cette ville désinfecte aussi les effets des particuliers à l'étuve de l'hôpital et a une voiture spéciale pour le transport des effets infectés. Düsseldorf a trois étuves ; mais les particuliers n'y vont guère, à cause du prix élevé de la désinfection.

Finalement, les villes qui dépensent le plus pour le service de la désinfection, sont Elberfeld et Munich-Gladbad, à qui cela ne coûte pas plus de 750 marcs (937 fr. 50) par an.

Nous terminons ces renseignements sur la désinfection à l'étranger par la reproduction du règlement relatif à ce service dans la ville de Francfort-s.-M., où la désinfection n'est pas obligatoire, mais où elle est fortement recommandée par l'arrêté du préfet de police et du Magistrat municipal en date du 15 janvier 1890.

Avis du Magistrat de Francfort-s.-M., du 16 décemb. 1890, concernant le fonctionnement de l'établissement de désinfection de cette ville.

§ 1. L'établissement municipal de désinfection annexé à l'hôpital municipal est placé sous la haute surveillance du *Bureau des pauvres*. La direction en est confiée au directeur de l'hôpital.

Dans cet établissement, seront désinfectés les vêtements, la literie, les objets mobiliers, etc., qui auront été en contact avec des malades contagieux. L'établissement se charge aussi de faire désinfecter les logements par ses employés, dressés à ce travail.

§ 2. La désinfection des objets amenés à l'établissement se fait au moyen de la vapeur dans les appareils du dit établissement. Les meubles en bois ou tout autre objet qui ne supporte pas la désinfection à la vapeur, tel que les fourrures, le cuir, les objets en caoutchouc ou en feutre, sont traités par des liquides désinfectants.

La désinfection des logements s'exécute selon les prescriptions de la récente instruction pour les désinfecteurs, par le traitement avec des liquides désinfectants ou la friction des parois au moyen de pain.

§ 3. Les objets désignés pour la désinfection à l'établissement, aussitôt que l'avis en est reçu par le directeur de l'hôpital municipal, sont enlevés dans les voitures de l'établissement et ramenés de même après l'opération.

La notification d'une désinfection à exécuter est faite de vive voix, par écrit ou par le téléphone. Les notifications téléphoniques peuvent recevoir satisfaction pendant les heures de fonctionnement du bureau des pauvres et par ordre de ce bureau.

Au moment de l'enlèvement des objets à désinfecter, on doit remettre à l'employé qui accompagne la voiture un état des objets qui lui sont confiés ; cet état est signé du propriétaire en même temps que de l'employé. La restitution des objets s'opère d'après cette pièce.

Des imprimés de cet état seront délivrés gratuitement dans tous les postes de police, au bureau des pauvres, et à l'administration de l'hôpital.

Pour les objets qui lui sont confiés sans cet inventaire, l'administration n'est responsable que dans les limites de l'inventaire qu'elle a dressé elle-même.

La désinfection peut également être demandée de vive voix, par écrit ou par le téléphone, à l'administration de l'hôpital; l'opération est exécutée suivant le rang d'inscription de la demande.

§ 4. Les TAXES suivantes sont à acquitter pour la désinfection :

a) Pour l'enlèvement, la désinfection et le retour des objets qui ont passé par l'appareil de l'établissement, 4 marcs par mètre cube de l'espace occupé par ces objets dans l'appareil. Il n'est jamais exigé moins de 1 marc.

Pour les objets désinfectés par lavage avec les solutions désinfectantes, 10 à 60 pfennings, selon la taille des objets.

b) Pour la désinfection des locaux habités, une indemnité variable selon les dimensions des pièces, et qui est de 3 marcs au moins, 20 marcs au plus par chambre.

La rétribution est touchée moyennant quittance au moment de la remise des objets désinfectés, c'est-à-dire après la désinfection déterminée.

Il n'est pas fait de diminution sur la taxe, lorsque les intéressés apportent eux-mêmes les objets à l'établissement. Le public a donc tout intérêt à se servir des moyens de transport de l'établissement.

Il ne sera pas perçu de taxe, soit pour les logements, soit pour les vêtements, la literie, les objets mobiliers, lorsque la désinfection aura été exécutée sur l'ordre de l'administration des pauvres, ou lorsque l'impétrant présentera un certificat de son médecin, constatant que la désinfection est nécessaire et que l'intéressé est sans ressources.

§ 5. Les plaintes que l'on pourrait avoir à formuler à l'égard de l'établissement ou de son personnel devront être adressées à l'administration de l'hôpital municipal ou au Bureau des pauvres.

§ 6. Bien que de nombreuses expériences aient démontré que la désinfection n'entraîne aucune dégradation des objets ni des logements, l'administration n'accepte, cependant, aucune responsabilité à cet égard.

Il est recommandé de ne pas soumettre à la désinfection, mais de les détruire, les objets de peu de valeur et fragiles, comme les jouets d'enfants, de petits objets de toilette, etc.

Le Magistrat de la ville de Francfort-s.-M.

Il existe un arrêté semblable, en date du 19 mai 1890, de la part du Magistrat de Cologne. L'appareil de désinfection employé est précisé; c'est l'étuve à vapeur chaude d'Oscar Schimmel (de Chemnitz).

Les frais sont les mêmes qu'à Francfort pour les effets; ils sont calculés par heure de travail, à raison de 1 marc l'heure, pour la partie de la désinfection qui exige l'emploi des agents chimiques.

Il ne semble pas que Cologne ait une organisation de désinfecteurs pour les locaux d'habitation, ni qu'elle fasse autre chose que désinfecter les objets transportables.

Nous n'avons pas cru devoir nous occuper expressément, dans ce travail, de la désinfection à titre de *prophylaxie internationale*, ni de la désinfection dans les maladies contagieuses des animaux et *épizootics*. Les principes ne diffèrent pas, d'ailleurs, de ceux que nous avons cherché à établir; la forme seule peut revêtir quelques traits particuliers.

TABLE DES MATIÈRES

CHAPITRE II

DES DÉSINFECTANTS APPLICABLES A LA DÉSINFECTION PUBLIQUE

Désinfectants chimiques.

Désinfectants physiques.

CHAPITRE III

PRATIQUE DE LA DÉSINFECTION PUBLIQUE

Châteauroux. — Typ. et Stéréotyp. A. Majesté et L. Bouchardeau.